MÉMOIRE PRÉSENTÉ A L'ACADÉMIE DE MÉDECINE

CLINIQUE

Du Dr TRIFET

REVUE AUTHENTIQUE

DES

OPÉRATIONS LES PLUS REMARQUABLES

PRATIQUÉES DANS LE NORD DE LA FRANCE

PAR

LE Dr TRIFET

Ancien interne des hôpitaux et hospices de Paris,
Lauréat de la Faculté de médecine,
Ex-professeur d'anatomie et de pathologie chirurgicale,
Membre du Conseil de salubrité,
de la Commission de vaccine, de l'École pratique
et de plusieurs Sociétés savantes.

Prix : 3 francs

PARIS

CHEZ L'AUTEUR, 8, BOULEVARD BONNE-NOUVELLE

A Monsieur [illegible]

Souvenir reconnaissant de l'auteur

Dr Trifet

CLINIQUE

DU

DOCTEUR TRIFET

MÉMOIRE PRÉSENTÉ A L'ACADÉMIE DE MÉDECINE

CLINIQUE

Du Dr TRIFET

REVUE AUTHENTIQUE

DES

OPÉRATIONS LES PLUS REMARQUABLES

PRATIQUÉES DANS LE NORD DE LA FRANCE

PAR

LE Dr TRIFET

Ancien interne des hôpitaux et hospices de Paris,
Lauréat de la Faculté de médecine,
Ex-professeur d'anatomie et de pathologie chirurgicale,
Membre du Conseil de salubrité,
de la Commission de vaccine, de l'École pratique
et de plusieurs Sociétés savantes.

Prix : 3 francs

PARIS
CHEZ L'AUTEUR, 8, BOULEVARD BONNE-NOUVELLE

1870

PREFACE

Cet ouvrage, ainsi que l'indique son titre, n'est pas un traité de chirurgie, mais une revue clinique des observations les plus intéressantes que m'ont données vingt années de pratique civile.

Pour que mon expérience pût être de quelque utilité à la science et que mes travaux puissent servir de pierres fondamentales aux édifices que pourront élever mes confrères, j'ai voulu que mes observations fussent revêtues du cachet de la sincérité la plus complète et à l'abri de toute suspicion. C'est ce qui m'a déterminé à citer, non-seulement les noms et l'adresse de mes opérés, après m'être assuré qu'il n'y avait aucune indiscrétion à le faire, mais encore à signaler les médecins qui ont bien voulu m'appeler ou m'assister dans presque tous les cas.

Au premier abord, on aura peine à comprendre qu'un médecin puisse rencontrer une collection aussi variée d'affections graves que n'offrent même pas les plus grands services des hôpitaux de Paris ; mais, on se l'expliquerait plus facilement si l'on savait que, pendant plus de vingt ans, mes confrères du nord de la France et particulièrement des arrondissements d'Avesnes et de Vervins ont été assez bienveillants pour m'adresser les cas les plus remarquables de leur clientèle.

Toutes les observations rapportées ici offrent un certain intérêt. Les unes ont déjà reçu les honneurs de l'insertion, soit dans les Bulletins de la Société de chirurgie, soit dans les Annales de l'Académie, les autres sont encore inédites, et je croirais trahir les intérêts de la science et de l'humanité en ne les publiant pas.

Parmi ces dernières, on remarquera l'extraction d'un ratelier avalé en dormant ; l'amputation avec restauration d'un nez monstrueux ; l'extraction d'un polype des fosses nasales, méconnu et simulant des douleurs névralgiques ; enfin, plusieurs cas de guérisons de hernies et d'affections graves des voies urinaires et de matrice.

CLINIQUE DU Dr TRIFET

PRINCIPALES OPÉRATIONS

PRATIQUÉES DANS LE NORD DE LA FRANCE

AMPUTATIONS

GANGRÈNE SÉNILE. — AMPUTATION DE CUISSE. — GUÉRISON.

Le 28 août 1859, M. Catillon, médecin et maire à Ohies (Aisne), atteint de gangrène sénile que les soins empressés de ses confrères n'avaient pu conjurer, me fit appeler pour lui pratiquer l'amputation de la cuisse.

Il comprenait qu'il n'avait plus que quelques jours à vivre, et comme il ne voulait pas mourir avant que son petit-fils, alors étudiant en médecine, fut en état de lui succéder, il était bien décidé à faire tous les sacrifices pour se rattacher à la vie. Bien qu'épuisé par des souffrances atroces, M. Catillon avait conservé toute sa lucidité et discutait avec nous les chances de l'opération.

M. Catillon voulut assister à tous les préparatifs ; il entrait dans les moindres détails comme s'il se fût agi d'un autre malade ; il disposa lui-même ses aides et donna le signal de l'opération.

Le chloroforme fut administré à l'aide d'un cornet de toile garni de charpie, comme j'ai l'habitude de le faire, et en quelques minutes l'anesthésie étant complète, l'opération fut pratiquée et terminée dans les meilleures conditions, en présence de MM. les Drs Fievet et Petit-Jean de La Capelle, Rousseau et Blandin d'Hirson (Aisne); Sorlin d'Orignies, Soies d'Aubenton (Ardennes), etc.

Quand le malade s'éveilla, tout était terminé ; il n'avait rien senti et pensait que l'opération n'était pas encore commencée.

Il demanda à voir le membre amputé et me donna une cordiale poignée de main quand il se fut convancu par lui-même que tout était irréprochable.

Les suites de l'opération ne laissèrent rien à désirer ; voici le bulletin que m'adressait notre opéré le 12 septembre suivant :

Mon cher et bon monsieur Trifet,

Je ne veux pas rester plus longtemps sans vous donner trace de vie et vous soumettre mon petit bulletin.

Voici donc aujourd'hui quinze jours que l'opération a été pratiquée, grâce à votre admirable sagacité. Depuis votre dernière visite avec ces messieurs, le mieux s'est constamment soutenu ; point le moindre accident, point de douleur; la suppuration s'est parfaitement établie; la plaie est en voie de cicatrisation; deux ligatures sont tombées, le reste, je pense, ne tardera pas; l'appétit est très-bon; les forces commencent à revenir ; je me lève le matin et me recouche le soir.

Enfin, espérons bien que rien ne viendra plus troubler le reste mon existence.

Adieu, mon cher monsieur Trifet ; croyez-moi votre bien sincère et dévoué confrère et ami.

CATILLON.

TUMEUR BLANCHE DU GENOU.—FIÈVRE HECTIQUE. —AMPUTATION DE CUISSE.— GUÉRISON.

Deux mois après notre amputation, M. Catillon venait me voir et me chercher pour pratiquer la même opération à un de ses malades, M. Marchand, cultivateur à Entre-deux-Bois, hameau d'Étréaupont (Aisne).

Ce malade, âgé de 45 ans, était atteint de tumeur blanche du genou, depuis plusieurs années. L'articulation était complétement désorganisée; les os profondément cariés. Le tout représentait une masse informe, comme pourrie.

La santé de ce malade est profondément délabrée; il est en proie à une diarrhée colliquative et à une fièvre hectique qui ne permettent plus de différer l'amputation.

Comme il paraissait inquiet sur l'issue de l'opération, M. Catillon l'encouragea en lui disant qu'il y avait à peine deux mois qu'il avait subi la même opération, et qu'il n'en mourrait pas plus que lui.

Marchand fut endormi avec le chloroforme et, en moins d'une minute, l'amputation était terminée. Je dois reconnaître que je fus parfaitement secondé par M. Catillon, qui montra beaucoup de calme et de dextérité, bien qu'il eût subi lui-même cette mutilation depuis peu de temps.

Les suites ne laissèrent rien à désirer et bientôt Marchand reprenait les travaux de sa culture avec une jambe de bois, dont il se sert avec une grande aisance.

TUMEUR BLANCHE DU GENOU.—FIÈVRE HECTIQUE. —AMPUTATION DE CUISSE.—GUÉRISON.

En 1850, notre confrère, M. Herbecq me fit appeler pour pratiquer l'amputation de la cuisse au nommé Camus, ouvrier chapelier à Avesnes, âgé de 30 ans, atteint, depuis plusieurs années, d'une tumeur blanche au genou, qui menaçait ses jours.

Le malade, dont la santé était profondément délabrée et réduit presque au marasme par une longue suppuration de tout le membre, fut endormi à l'aide du chloroforme. Quand il s'éveilla, l'opération était terminée, et le résultat fut aussi satisfaisant que possible.

Non-seulement la réunion eut lieu par première intention en quelques jours, mais encore la santé de notre opéré ne tarda pas à se rétablir.

FRACTURE COMMINUTIVE DE LA JAMBE. — GANGRÈNE DU MEMBRE. — ACCIDENTS TÉTANIQUES. — DÉLIRE. — AMPUTATION DE CUISSE PRATIQUÉE *in extremis*. — GUÉRISON.

Le 18 septembre 1868, je fus appelé par

MM. les Drs Demasure, de Dourlers et Delannoye d'Haumont (Nord), près de M. François, cultivateur à Eclaibes, qui avait été écrasé par son charriot et dont l'état devenait alarmant.

M. François avait le corps couvert de blessures et de contusions, et la jambe gauche, qui avait été broyée communicativement, était complétement gangrenée.

L'état général du blessé était on ne peut plus mauvais; le pouls, petit et misérable; des mouvements tétaniques presque continuels faisaient craquer les fragments osseux les uns sur les autres, malgré l'appareil que l'on avait peine à contenir; et depuis la veille, ce pauvre patient était en proie à un délire loquace.

En présence de pareils accidents, il semblait qu'il n'y avait plus qu'à assister à l'agonie de M. François. Mais comme la fortune nous avait déjà souri tant de fois et que nous avions eu le bonheur d'opérer avec succès des agonisants, je dirai presque des cadavres, il fut décidé que l'opération serait tentée immédiatement.

La famille eut de la peine à y consentir; elle ne voulait pas d'une opération pratiquée dans de si mauvaises conditions et qui, pensait-elle, ne pourrait jamais sauver les jours de ce malheureux. Heureusement, elle se rendit à nos instances; M. François subit, sans témoigner la moindre souffrance, l'amputation de la cuisse. Aussitôt le mieux se manifesta; les accidents cérébraux disparurent et la guérison ne tarda pas à être complète.

AMPUTATION DE JAMBE. — GUÉRISON.

Dans la matinée du 10 août 1865, on trouvait, sur la route d'Ecuelin à Maubeuge, le corps du nommé Splingard, qui avait été écrasé pendant la nuit par la voiture qu'il conduisait et qui lui avait broyé les membres.

M. le Dr Demasure, de Dourlers, ayant constaté la gravité des blessures, me fit appeler immédiatement.

Splingard était au plus mal; la roue de sa lourde voiture lui avait broyé un bras, fracturé plusieurs côtes et écrasé de la manière la plus horrible une jambe dont les chairs pantelantes et déchiquetées formaient un véritable gâchis avec les débris osseux.

Après avoir pansé le blessé et mis divers appareils à fracture au bras et sur les côtes, nous avons pratiqué l'amputation de la jambe à la lueur d'une bougie.

Le patient fut endormi avec le chloroforme, et l'opération ne laissa rien à désirer.

Nous avons, comme toujours, réuni la plaie par première intention, et, en moins de deux mois, M. Splingard était complétement guéri, et de son amputation et de ses fractures multiples.

2° En 1852, j'ai opéré, à Avesnes, Mlle Petit, âgée de 35 ans, avec le concours de MM. Herbecq et Jallon.

L'abondante suppuration du pied menaçait les jours de notre malade. L'amputation sus-malléolaire fut pratiquée également à l'aide du chloroforme.

Tout se passa à merveille, et notre opérée recouvra assez rapidement la santé.

3° Le 10 mars 1852, M. Herbecq me faisait encore appeler à l'hôpital d'Avesnes pour amputer la jambe à un maréchal du Petit-Fay, qui avait été écrasé par une voiture pesamment chargée. Les deux os de la jambe étaient broyés, les chairs meurtries et la peau entièrement décollée.

J'ai dû pratiquer l'opération très-haut à cause de l'état des parties. La guérison n'en fut pas moins solide et eut encore lieu par première intention en quelques semaines.

AMPUTATION D'UN DOIGT.

1° Au mois de mars 1852, une jeune fille, dont on faisait voir le frère (gros garçon de 11 ans, pesant 160 kilogrammes), en voulant descendre de voiture, fut suspendue à un clou par une bague qu'elle portait au doigt annulaire. Elle fut pansée par un médecin de Vervins, qui tenta de réunir les chairs arrachées par la bague. Le quatrième jour, elle me fut adressée par les médecins de La Capelle pour pratiquer la désarticulation devenue nécessaire par suite de la gangrène.

Elle fut endormie à l'aide du chloroforme, et l'opération ne laissa rien à désirer. Cinq jours après, cette jeune fille, parfaitement guérie, retournait dans sa famille.

2° En 1852, un marchand de chevaux de Léchelle, le nommé Casseleux, s'était ouvert l'artère collatérale interne de l'index avec un morceau de verre. On fit des efforts inutiles pendant une quinzaine de jours pour arrêter l'hémorrhagie, elle reparaissait toujours. Appelé par M. Cavenne, médecin à Léchelle, pour pratiquer la ligature des artères, je me rendis près du blessé le quinzième jour. La gangrène, que la compression avait déterminée, me força d'amputer le doigt.

L'amputation, pratiquée sans l'aide du chloroforme, ne fut pas très-douloureuse; le bras était encore engourdi par la pression du tourniquet que l'on avait posé pour arrêter l'hémorrhagie.

La guérison fut complète en quelques jours.

3° A peu près à la même époque, M. Pierre Michel, de Fontenelle, fut obligé de subir la même opération; il s'était broyé un doigt d'un coup de buche. Le succès fut encore des plus beaux.

4° En 1868, j'ai encore dû pratiquer la désarticulation d'un doigt à Mme Hisbègue, fermière à Choisy, près Maubeuge, qui, à la suite d'un panaris, avait éprouvé une telle rétractation des tendons fléchisseurs que l'ongle lui entrait dans la paume de la main et rendait la position intolérable. L'opération se fit avec assez de difficultés, les articulations étant ankylosées. Cependant les suites ne laissèrent rien à désirer, et Mme Hisbègue ne sait comment nous remercier de l'avoir débarrassée de cette infirmité.

Amputation du sein.

1° La dame de M. Boilot, filateur à Fourmies, portait au sein, depuis plusieurs années, une petite tumeur qui paraissait de nature fibreuse et ne causait aucune gêne sensible. En 1850, la umeur augmenta rapidement de volume, devint bosselée, sensible au toucher, et inquiéta vivement la malade, qui me fut adressée par M. le Dr Fiévet, de la Capelle (Aisne).

Nous avons d'abord étudié la marche de la maladie et tenté un traitement général; mais bientôt les douleurs lancinantes s'étant déclarées, nous avons obtempéré au désir de la malade et pratiqué l'opération avec le concours de M. Danis. Le 30 mars 1850, la malade étant endormie à l'aide du chloroforme, j'enlevai toute la tumeur et une partie du sein. La réunion eut lieu par première intention, et la malade fut rapidement guérie.

Nous avons revu Mme Boilot quinze ans après l'opération; elle jouissait de la santé la plus parfaite.

2° En 1850, Mme Maupetit, d'Hirson (Aisne), me fut adressée par M. Brouet, son médecin.

Elle portait dans le sein une tumeur dure, bosselée, ayant tous les caractères des tumeurs squirrheuses. La malade fut également endormie avec le chloroforme, et l'opération pratiquée avec le même succès que la précédente.

3° En 1851, j'ai également enlevé un sein à Mme Paul, receveur à cheval à La Capelle, avec le concours de MM. Fiévet et Petit-Jean. La dégénérescence était complète; cependant Mme Paul, qui fut endormie avec le chloroforme, ne tarda pas à guérir radicalement.

4° La même opération a encore été pratiquée avec le même succès et le même bonheur chez Mme Proisy, de la Flamengrie (Aisne), en 1861. Cette dame vient encore de me témoigner sa reconnaissance en m'adressant une de ses amies qu'elle engage à se soumettre à la même opération.

5° Depuis, j'ai encore opéré beaucoup de dames, soit par l'instrument tranchant, soit par les caustiques, et jamais je n'ai eu la douleur d'en voir succomber une aux suites de l'opération. Cependant, j'en ai opéré dans les plus mauvaises conditions, lorsque toutes les ressources de l'art avaient été épuisées, et plusieurs avaient été martyrisées en vain par les prétendus guérisseurs que nous avons honte de compter parmi les médecins.

Je ne parlerai que pour mémoire des tumeurs bénignes et de diverses glandes qu'un traitement purement médical nous a souvent suffi à guérir en quelques mois, à la grande satisfaction des malades, qui ne voyaient d'espoir que dans l'opération.

Extirpation de la glande parotide.

En 1851, j'ai enlevé, avec le concours de M. Rivière, médecin au Nouvion, une tumeur parotidienne à M. Auhet, officier en retraite, au Nouvion (Aisne). Toute la glande parotide, qui participait à la dégénérescence, fut enlevée. La dissection fut des plus minutieuses; il fallut faire un grand nombre de ligatures d'artères, et enlever presque tous les filets du nerf facial. Cependant le malade, qui connaissait la gravité de l'opération qu'il subissait (il venait de consulter Velpeau et Nélaton, qui l'avaient initié aux dangers qu'il courait), montra un courage et un sang-froid admirables, pendant plus de deux heures que dura l'opération.

M. Auhet put jouir longtemps encore de l'heureux résultat de son opération, sans contredit une des plus difficiles de la chirurgie.

Tumeur monstrueuse du cou.

En décembre 1851, j'ai encore opéré, avec le concours de M. Rivière, médecin au Nouvion (Aisne), et M. Lecolier, médecin à Priches (Nord), une tumeur ganglionnaire énorme située au cou d'un enfant de 8 ans, appartenant à M. Vandois-Hasard, du Favril.

Cette tumeur, vraiment monstrueuse, pesait près de 1,500 grammes; elle était composée d'un grand nombre de ganglions lymphatiques hypertrophiés, dont quelques-uns avaient le volume du poing. Les vaisseaux carotidiens, jugulaires et les nerfs du cou durent être disséqués avec le plus grand soin. Nous dûmes aller chercher plusieurs ganglions jusqu'au sommet du poumon, sous les muscles trapèzes, partout. En un mot, l'opération, qui dura près de trois heures, fut excessivement laborieuse; tout le monde était épuisé de fatigue et d'anxiété. Tout s'est passé à merveille, et le petit malade a guéri très-rapidement.

Je dois dire que c'est avec peine, et pour ainsi

dire contraint par la famille, que je m'étais chargé de cette opération, ainsi que de celle de M. Auhet (extirpation de la parotide). J'avais prévu les difficultés que nous devions rencontrer, et les médecins qui avaient vu le malade avant nous ne pouvaient croire à la possibilité de l'opération.

Tumeurs adipeuses; lipômes, etc.

En 1849, j'ai enlevé, avec le concours de M. Payen, médecin à Fourmies (Nord), une énorme tumeur à M. Buisset, de Glageon. Cette tumeur, implantée dans le creux de l'aisselle, avait des prolongements tout autour des vaisseaux et des nerfs axillaires. L'opération, quoique très-difficile, réussit à merveille. La tumeur pesait plus de 500 grammes.

J'ai revu M. Buisset, douze ans après l'opération, il était radicalement guéri et m'amenait son fils pour lui enlever les amygdales.

Le nombre de tumeurs de ce genre que j'ai opérées en vingt ans est incroyable; il y en a de toutes les régions, et de tous les volumes. L'opération a toujours été couronnée du plus beau résultat et en quelques jours.

2° La dernière que j'ai opérée, Mme M...., pharmacien à Avesnes, portait sa tumeur sous l'épaule gauche; elle était très-volumineuse.

La patiente fut endormie à l'aide du chloroforme par le Dr Demasure, de Dourlens, et l'opération marcha comme par enchantement, sans occasionner la moindre douleur.

Au bout de quelques jours, la plaie était complétement réunie par première intention, et Mme M..... nous disait que sa guérison s'était accomplie comme un rêve.

Loupes, kystes,

TUMEURS BÉNIGNES, POREAUX CHANCREUX, ETC.

Il faut que ces affections soient bien fréquentes, car journellement il s'en présente dans mon cabinet et mes opérés se comptent par milliers.

Au reste, l'opération est des plus simples et en général les patients retournent à leurs affaires, avec moins de souci et de précautions que si on leur eût enlevé une dent.

J'en ai enlevé sept, en une seule séance, à Mme Serouard, de la Rouillie (Nord); cinq à M. Fouan, percepteur à La Capelle (Aisne);

quatre à Mme Gillard-Turquin, de Guise (Aisne), ainsi qu'à M. Leroy, maître de musique à Avesnes. Jamais nous n'avons eu le moindre accident; toujours la guérison en quelques jours.

Tumeurs du genou.

TUMEURS BLANCHES, ETC.

Mme Mercier, du Buisson-Barbet, que l'on traitait depuis très-longtemps pour une affection du genou, ne pouvant plus marcher, me fit appeler. Je reconnus une tumeur énorme située au devant de la rotule et ayant son siége dans les bourses muqueuses de cette région. J'incisai longuement le kyste; je fis sortir une masse de corps étranger et j'établis un séton. Trois semaines après, Mme Mercier, que l'on s'était un peu hâté de condamner, était radicalement guérie.

2° En 1865, j'ai encore eu un cas analogue à la Rouillie, chez M. Potin-Cervoise. Je l'ai traité de la même manière et la guérison ne s'est pas fait attendre.

3° Quant aux tumeurs blanches, nous avons obtenu de bien beaux résultats de notre médication qui consiste dans les moyens prothétiques combinés avec les révulsifs et les reconstituants.

Comme type, je pourrais citer l'observation de Mme Caullery, de Boulogne, qui avait été en vain traitée, pendant plusieurs années, et dont l'état paraissait désespéré. Douze moxas appliqués successivement autour de l'articulation, aidés d'un appareil prothétique et d'un traitement reconstituant, triomphèrent en trois ou quatre mois de cette cruelle affection que l'on ne croyait plus pouvoir enrayer que par l'amputation du membre.

PLAIES DU GENOU.

Les plaies du genou sont considérées, avec juste raison, comme des plus graves, et tous les jours nous avons à enregistrer des décès causés par des plaies articulaires, en apparence des plus simples.

Cependant, bien que ces cas soient graves, il ne faut pas désespérer de la guérison, et bien souvent nous avons triomphé, alors que tout semblait perdu.

Dernièrement encore, nous étions appelé près de M. Doyet, instituteur à Rocquignies (Aisne), que son médecin ordinaire avait condamné. Ce malade s'était enfoncé, par mégarde, la pointe d'un canif dans le genou. Le lendemain, les accidents inflammatoires se manifestèrent et l'on eut recours à un médecin qui fut impuissant à enrayer la marche de la maladie.

Le malade, en proie à des douleurs horribles, et sentant la mort approcher, me demanda près de lui.

Aidé de M. Cochet, médecin à la Flamengrie, j'ouvris largement un vaste abcès de la région profonde de la cuisse, communiquant avec l'articulation, et refluant jusqu'à l'aine. Il s'écoula plus de 3 litres de pus séreux et fétide.

Pendant plus de trois semaines, le malade fut entre la vie et la mort; les douleurs étaient atroces; le pouls misérable; le tube digestif dans le plus mauvais état. Enfin, nous eûmes la satisfaction de voir les accidents disparaître graduellement et de conserver à la commune de Rocquignies un instituteur des plus méritants.

Je dois dire que dans cette cure remarquable, je fus aidé de la manière la plus intelligente par M. Cochet qui pansa lui-même le malade tous les jours, pendant plus de deux mois, et fut pour lui d'un dévouement sans égal.

ANÉVRYSME POPLITÉ. — COMPRESSION DE LA FÉMORALE AVEC L'APPAREIL DE BROCA. — GUÉRISON EN 18 JOURS.

Le 16 juillet 1857, M. Lambré, notaire à Cartignies (Nord), me confia son fils, atteint d'un anévrysme de l'artère poplitée dont la rupture imminente menaçait les jours.

A l'aide d'un ingénieux appareil de Broca, j'établis sur l'artère fémorale une compression méthodique qui fut commencée le 19, vers trois heures du soir. L'appareil fut disposé de manière que les deux pelotes, destinées à être serrées et relâchées alternativement, pussent comprimer l'artère fémorale, l'une dans l'aine, l'autre vers l'anneau du troisième adducteur.

J'ai commencé la compression par la pelote inguinale, en ayant soin de la serrer assez pour diminuer les battements de l'anévrysme, mais en n'interrompant pas complétement la circulation.

Au bout de dix minutes, la pression devenant douloureuse, la pelote inférieure fut appliquée de la même manière et l'autre relâchée. Ainsi de suite.

Le 28, les battements sont beaucoup moins prononcés dans la tumeur; elle n'est plus entièrement réductible; on sent que les parois de l'anévrysme ont acquis une certaine épaisseur et que des caillots commencent à se développer dans la poche anévrysmale.

Enfin le 6 août, vers deux heures du matin, les artères collatérales ayant acquis un grand développement, la tumeur étant très-dure, irréductible, les mouvements d'expansion presque nuls, et le malade se fatiguant du traitement, j'ai fait serrer les pelotes de manière à intercepter complétement la circulation.

Vers onze heures du soir, le malade accuse une douleur très-vive dans le membre, de l'engourdissement, des crampes et un malaise indéfinissable.

Remarquant que le membre se refroidit et que la sensibilité s'émousse, j'enlève l'appareil, afin de laisser reposer le patient, et surtout dans l'espoir que la circulation va ramener la chaleur et la vie dans le membre; mais l'oblitération de la poche anévrysmale est complète et le sang ne traverse plus du tout l'artère poplitée. Plus de mouvement d'expansion dans la tumeur; plus de battements dans les vaisseaux inférieurs.

Pendant toute la nuit et le jour suivant, on s'occupe de réchauffer le membre par tous les moyens convenables, et au bout de quarante-huit heures tous les accidents avaient disparu ; les battements commençaient à se faire sentir à l'artère pédieuse et la circulation se rétablissait à l'aide de collatérales qui acquirent un assez grand développement.

Aujourd'hui, M. Lambré que j'ai arraché plusieurs fois à la mort, d'abord pour son anévrysme, ensuite pour une fièvre cérébrale, puis encore pour des hémoptysies, est devenu maire de sa commune et capitaine des pompiers.

Pour plus de détails, voir mon rapport à la Société de chirurgie : *Bulletins de la Société de chirurgie*, 1858, page 35.

Résection et restauration du nez.

En 1861, M, Colard, de Cartignies (Nord), employé chez un référendaire à la Cour des Comptes de Paris, me fut adressé pour le débarrasser d'une hypertrophie du nez qui lui rendait la vie intolérable. Non-seulement cette monstruosité l'empêchait de manger et de dormir librement mais elle le mettait à l'index de tous les polissons qui le suivaient partout et l'entouraient à tel point que la police dut plusieurs fois le dégager de son public improvisé et railleur.

M. Colard, qui s'était en vain adressé à toutes les notabilités chirurgicales, ne pouvant plus y tenir, se réfugiait à la campagne dans une de ses propriétés, lorsqu'il entendit parler de diverses opérations que je venais de pratiquer avec autant de succès que de bonheur. Il désira me voir et tressaillit d'allégresse lorsque je lui déclarai que je consentais à me charger de sa guérison.

Le jour était pris pour l'opération, lorsque M. Hulin, maire de Cartignies, reçut de Mme Colard une lettre qu'il s'empressa de m'envoyer. Mme Colard informait M. Hulin, qu'elle venait de consulter à Paris plusieurs notabilités chirurgicales, entre autres MM. Velpeau, Michon et Gratiolet, qui avaient déjà vu M. Colard plusieurs fois et qui tous, disait-elle, l'engageaient à ne pas laisser opérer son mari qui ne pourrait survivre à l'opération. En conséquence, elle s'opposait de de la manière la plus formelle à toute opération chirurgicale et déclarait qu'*elle conservait copie de sa lettre pour s'en servir au besoin, si le méde-*

cin était assez osé pour enfreindre les conseils des princes de la science.

Je communiquai cette étrange lettre à M. Colard, et comme il se livrait au plus grand désespoir en me disant qu'il ne lui restait plus que la ressource de se brûler la cervelle, je lui confirmai de nouveau ma détermination de le débarrasser de son ennemi, malgré les menaces de sa femme.

Le 19 juin, je pratiquai l'opération aidé de M. Herbecq, médecin à Avesnes, et de M. Colard, capitaine des douanes, neveu du patient.

Dès les premiers coups de bistouri, le sang jaillit comme une fontaine, mais je m'en rendis bientôt maître en liant les artères à mesure que je les divisais.

La dissection fut laborieuse, mais le patient nous encourageait à prendre notre temps et plaisantait sur la surprise qu'éprouverait sa femme en le revoyant. Enfin, la tumeur enlevée, nons procédâmes à la restauration d'un nouveau nez avec les lambeaux de peau que j'avais eu soin de ménager, et nous ne pourrions peindre la joie de M. Colard quand on lui montra notre œuvre dans une glace.

Les suites de l'opération furent aussi heureuses que possible : pas le moindre accident ; pas le moindre frisson, presque pas de fièvre, pas d'hémorrhagie, pas de suppuration, pas d'infection ni de résorption purulente, enfin une guérison presque féerique.

M. Colard voulait envoyer sa photographie à tous les médecins qu'il avait consultés avant son opération, mais il préféra retourner les voir lui-même et jouir, disait-il, de l'effet de leur étonnement.

Extraction d'un ratelier

AVALÉ EN DORMANT.

En décembre 1859, une dame d'Avesnes (Nord), plusieurs fois millionnaire, s'éveille la nuit avec des symptômes de suffocation et d'étouffement qui font craindre une angine croupale. C'est en vain que les médecins, appelés immédiatement, emploient vomitifs, sangsues, etc. Les accidents d'asphyxie et de strangulation s'aggravent d'une manière inquiétante et l'on m'envoie chercher dans la journée.

L'examen et le cathétérisme de la gorge me font reconnaître immédiatement la présence d'un corps étranger engagé dans les voies digestives et comprimant les voies respiratoires de manière à produire les accidents d'asphyxie et de strangulation, qui simulent une affection maligne du larynx. C'est alors seulement que l'on s'aperçoit de la disparition du ratelier que porte habituellement madame C...., et que l'on soupçonne être l'auteur de tous les maux.

J'introduisis dans l'œsophage une longue sonde munie d'une bascule analogue au panier de Graefe, je rencontrai le corps étranger à peu de distance de l'orifice cardiaque de l'estomac. Je passai par derrière et le ramenai assez facilement jusqu'au niveau du larynx. Mais là, je rencontrai une résistance insurmontable et nous assistâmes à une scène des plus émouvantes. La malade étouffait, la face était violacée, et l'asphyxie imminente. Je n'eus que le temps de saisir une sonde et de repousser le corps étranger, en ayant bien soin de le maintenir en dessous avec mon panier de Graefe.

Après quelques secondes de repos, je fis de nouvelles tentatives et je parvins à l'extraire rapidement, au moment où tout le monde était dans la plus grande anxiété.

L'examen de la pièce me rend compte de l'extrême difficulté qu'a présentée l'extraction. Le ratelier était composé de neuf dents en hippopotame et terminé par deux crochets aigus qui s'enfonçaient dans les chairs à la moindre tentative.

Tout s'est bien passé après cette pénible opération, il n'y a pas eu la moindre hémorrhagie, peu de fièvre. Madame C..., dont la vie n'a tenu qu'à un fil, n'a conservé qu'une extinction de voix qui disparaît insensiblement.

Notà. — Il serait à désirer que cette observation soit connue de toutes les personnes qui portent des pièces prothétiques, afin qu'elles aient bien soin de ne pas les conserver dans la bouche pendant le sommeil.

Corps étranger dans l'oreille.

1° NOYAU DE CERISE INTRODUIT DANS L'OREILLE EN JOUANT. — EXTRACTION. — GUÉRISON.

En 1862, M. Loreau, brasseur à la rue de Paris (Aisne), m'amena sa jeune fille qui s'était introduit dans l'oreille un noyau de cerise que divers médecins n'avaient pu extraire.

Je fis un petit crochet avec un fil de laiton recourbé et aplati sur le côté. Je l'introduisis doucement et sur le plat, entre le conduit auditif et le corps étranger. Puis je lui fis exécuter un quart de tour et par un léger mouvement de bascule et d'extraction j'amenai le corps étranger sans occasionner la moindre douleur. La jeune fille fut immédiatement soulagée et il suffit de quelques injections émollientes pour obtenir la guérison de l'inflammation que les diverses tentatives d'extraction avaient produite.

2° OTITE CHRONIQUE. — SUPPURATION DE L'OREILLE ENTRETENUE PAR UN MORCEAU DE CHARBON. — EXTRACTION. — GUÉRISON.

En 1865, je fus appelé chez mesdemoiselles Bricard, modistes à Avesnes, pour une jeune fille de 8 à 10 ans, atteinte d'otite chronique avec suppuration intermittente datant de deux ou trois ans et qui avait résisté à divers traitements.

L'examen de l'oreille à l'aide du spéculum me fit apercevoir un corps étranger au fond du conduit auditif externe. Je voulus le saisir avec de petites pinces à pansement, mais il s'écrasa et nous pûmes nous convaincre par les débris qu'une injection d'eau tiède fit sortir, que nous avions affaire à un morceau de charbon de terre dont personne n'avait jusque-là soupçonné la présence, et qui, pendant deux ou trois ans avait causé tant de souffrances.

Après quelques jours de repos, nous avons de nouveau procédé à un nouveau broiement du corps étranger. Nous avons enlevé les plus gros morceaux et le reste fut entraîné par les injections ultérieures.

L'otite dont mademoiselle Bricard souffrait depuis trois ans disparut complétement. Les douleurs cessèrent, et l'écoulement purulent et fétide qui avait existé depuis si longtemps se tarit pour toujours.

3° SURDITÉ. — EXTRACTION D'UN BOUCHON DE CÉRUMEN. — GUÉRISON.

Que de fois il s'est présenté dans mon cabinet des vieillards complétement sourds et qui en sortaient guéris!

Il m'avait suffi de leur enlever avec la curette une collection plus ou moins forte de cérumen qui bouchait le conduit auditif, de faire quelques injections et de compléter la guérison par l'instillation de quelques gouttes d'éther sulfurique.

Polypes des fosses nasales.

En 1850, madame Leroy, femme de l'agent voyer principal de l'arrondissement d'Avesnes, tourmentée depuis plusieurs années par des douleurs de tête intolérables, vint réclamer mes soins. Elle s'était adressée déjà à plusieurs médecins qui lui avaient fait subir les médications les plus complexes: spécifiques, calmants, révulsifs, vésicatoires, sétons à la nuque, rien n'avait été épargné, et cette intéressante malade avait consenti à se laisser martyriser et stigmatiser, espérant, mais en vain, trouver un terme à ses souffrances.

Quand cette dame me fut adressée, elle était dans un état de prostration et d'hébétude produit par ces douleurs permanentes. Il lui semblait qu'on lui écartelait la tête. Elle n'entendait que difficilement et ne respirait que par la bouche qu'elle était forcée de tenir béante, ce qui la gênait considérablement.

Bien qu'on ne vît rien dans les fosses nasales, je soupçonnai qu'il devait y avoir un corps étranger, et le cathétérisme vint confirmer mes pressentiments. En appliquant le doigt dans la gorge et en pénétrant dans les fosses nasales en contournant le voile du palais, je découvris une tumeur fibreuse du volume d'une grosse noix, implantée à la partie postérieure des cornets, bouchant hermétiquement le canal nasal et faisant saillie dans le pharynx.

J'en fis l'extraction séance tenante, et la malade fut débarrassée instantanément de tous ses maux et de ses infirmités.

2° En 1862, M. Carniaux, greffier du tribunal d'Avesnes, chez qui Mme Leroy avait demeuré plusieurs années et qui avait été initié à toutes les péripéties de son odyssée, me pria de visiter son nez, craignant, disait-il, qu'il ne lui en vînt autant qu'à sa charmante locataire.

Ses pressentiments n'étaient que trop fondés; je découvris un polype muqueux en forme de battant de sonnette, de la grosseur du petit doigt, implanté sous les cornets moyens et venant se montrer à la narine.

A l'aide d'une pince courbe, je le saisis vers sa racine, et par un mouvement de torsion, je l'enlevai en totalité.

M. Carniaux, comme Mme Leroy, a immédiatement recouvré l'usage de ses fonctions et n'a éprouvé aucune récidive.

4° J'ai également opéré de la même manière notre digne confrère et ami, M. Petit-Jean, médecin et maire de La Capelle (Aisne); puis M. Ducarne (Désiré), d'Etrœungt (Nord); M. Hosselet, idem; M. Delsar, greffier de la mairie d'Avesnes; Mme Cuisset, marchande de beurre, à Fontenelle (Aisne); M. Buccois (Florimond), propriétaire, à Boulogne, près Avesnes (Nord); M. Geoffoy, propriétaire à Rocquignies (Aisne).

Toujours l'opération s'est faite dans les meilleures conditions, sans le moindre accident, et la guérison ne s'est jamais démentie.

Résection d'amygdales.

On ne peut se faire une idée du nombre de personnes auxquelles j'ai enlevé les amygdales, c'est également par centaines qu'il faut les compter.

Presque toujours, je me suis servi de mon amygdalotome; cependant, lorsque les amygdales sont très-volumineuses, je me sers d'un long bistouri boutonné et d'une forte érigne. Dans tous les cas, la guérison a toujours été obtenue en quelques jours et nous n'avons jamais eu le moindre accident.

Je puis citer entre autres opérés : M. Legrand, commis à cheval, à Avesnes (Nord) ; Mlle Jules Hannoye, avoué à Avesnes (Nord) ; Mlle Aubry, petite-fille de notre ancien représentant, à Avesnes (Nord) ; une des demoiselles de M. le Dr Fievet, de La Capelle (Aisne) ; deux enfants de M. Demorgny, maire de Wignehies (Nord) ; Mlle Raimon, des Ecassettes, près Avesnes (Nord) ; Mme Wagner, propriétaire à Boulogne, près Avesnes (Nord) ; Mme Poulet-Menu, à Avesnes (Nord) ; le fils de M. le comte Oscar Van Lempoel de Neuve-Maison (Aisne) ; le fils de M. Wallerand, de Patou (Nord) ; le fils de M. Buisset, à Glageon (Nord) ; le fils de M. Jacquet-Detrez, à Roquignies (Aisne) ; le fils de M. Garin, maître maçon, à Etrœungt (Nord) ; le fils de M. Balasse, propriétaire, à la Rouillie (Nord) ; le fils de M. Gillard, propriétaire, à Etrœungt (Nord) ; le fils de M. le Dr Thuillié, médecin, à Hennape (Aisne) ; et un de mes enfants.

Ongles incarnés.

En 1850, je fus appelé à Feron, près de Mme Claux, qui depuis deux ans ne pouvait plus marcher. Elle avait l'ongle du gros orteil tellement rentré dans les chairs, qu'il y avait altération profonde de cet organe et impossibilité d'appuyer sur le pied.

Après avoir endormi la malade, je divisai l'ongle en deux à l'aide de forts ciseaux et arrachai les deux lambeaux avec de bonnes pinces. J'ai cautérisé profondément la matrice de l'ongle avec la pierre infernale pour l'empêcher de se reproduire, et au bout de quinze jours, Mme Claux pouvait marcher comme si elle n'avait rien eu.

2° En 1866, j'ai opéré le directeur-gérant de *l'Observateur d'Avesnes*, M. Armand Dubois, toujours par le même procédé, mais en me bornant à l'anesthésie locale, à l'aide de la glace et la compression de la jambe.

Le résultat a été des plus satisfaisants à tous les points de vue, et notre aimable journaliste ne manque pas de nous en témoigner sa reconnaissance toutes les fois que l'occasion s'en présente. Tout dernièrement encore, j'ai opéré une dame de Maroilles, Mme Briatte, qui m'a dit qu'avant de se soumettre à l'opération, elle avait été voir M. Dubois et que c'était à ses renseignements encourageants qu'elle devait sa guérison.

Hernies étranglées.

Quand on pense au nombre considérable de personnes qui succombent à des accidents d'étranglements herniaires, on comprend les efforts des chirurgiens pour obtenir la guérison de cette infirmité.

Nous l'avons nous-même tentée bien des fois, et je dois dire que nous avons réussi plus souvent que nous ne l'espérions. Nous sommes convaincu que la science n'a pas dit son dernier mot et que la chirurgie arrivera bientôt, sinon à guérir toutes les hernies, au moins un très-grand nombre.

En attendant, nous engageons les personnes atteintes de cette infirmité, à porter un bandage qui les mette à l'abri d'accidents redoutables et qu'une main habile peut seul conjurer.

Si, par un défaut de précaution, absence ou vice de bandage, la hernie venait à sortir, il faut avoir soin de la rentrer aussitôt ; et si on ne pouvait y parvenir, il ne faut pas différer à appeler un chirurgien expérimenté qui, le plus souvent, pourra réduire la hernie avec un peu d'habitude et de patience.

Dans le cas où les efforts modérés de taxis ou de réduction ne sont pas couronnés de succès, il faut pratiquer l'opération sans trop différer, car les chances de guérison sont d'autant plus grandes que le mal est plus récent. Cependant, comme on le verra par les observations suivantes, nous avons réussi et guéri des malades après plusieurs jours d'étranglement, alors que les intestins étaient gangrenés et le mal parvenu à sa dernière période.

Nous avons plusieurs fois dû retrancher 15 et 20 centimètres d'intestins gangrenés, réuni les bouts divisés et obtenu des guérisons.

1° Le 1er mai 1851, M. Pillot, âgé de 65 ans, marchand de légumes à Etrœungt (Nord), qui portait depuis plusieurs années une hernie assez difficile à maintenir, fut pris d'accidents d'étranglement : douleurs très-vives dans la tumeur, nausées, vomissements, d'abord d'aliments, puis de matières stercorales; suppression de selles; impossibilité de réduire la tumeur.

Le 3, le malade, voyant que son médecin ne peut faire rentrer la hernie et sentant la gravité de sa position, me manda près de lui. L'opération sanglante fut décidée et acceptée avec résignation.

Lorsque je fus arrivé sur les intestins, j'ai eu quelque inquiétude sur leur état; la teinte violacée des parties et une odeur stercorale très-prononcée me faisaient craindre une désorganisation des parties étranglées. Mais, après avoir agrandi l'ouverture à l'aide du débridement multiple, j'ai pu attirer une assez grande partie d'intestin au dehors, et bientôt les parties reprirent un aspect plus satisfaisant. Après avoir parfaitement nettoyé l'intestin, je l'ai repoussé avec précaution dans la cavité abdominale, excepté l'appendice cæcal qui présentait un commencement de désorganisation, et que j'ai fixé dans la plaie, qui a été réunie par première intention. Au bout de huit jours, tout était cicatrisé, excepté les parties qui étaient en contact avec l'appendice cæcal, qui ont suppuré et qui se sont réunies consécutivement d'une manière on ne peut plus satisfaisante.

M. Pillot ne tarda pas à se rétablir complétement, et on a pu le voir encore pendant plus de quinze ans vaquer comme un jeune homme aux besoins de sa profession, sans le secours d'aucun bandage.

2° A peu près à la même époque, nous avons opéré, avec M. le Dr Contesse, un jeune homme de Floyon, M. Fourdiguier. C'était quatre jours après les accidents d'étranglement.

La guérison fut également des plus satisfaisantes, et M. Fourdignier s'est livré pendant plusieurs années, sans aucun bandage, à des travaux assez rudes, sans éprouver le moindre inconvénient.

Nous apprenons qu'il vient de succomber, écrasé par une voiture qu'il conduisait et qui a été précipitée dans un ravin.

3° Quelques jours avant l'opération de M. Fourdignier, nous avions encore opéré, avec MM. Contesse et Dassonville, une femme du Plouis, pour une hernie crurale étranglée (les deux dont je viens de parler étaient inguinales).

Cette femme a encore guéri; mais, comme l'opération n'avait été pratiquée que le neuvième jour après l'étranglement, l'intestin était sphacélé; nous avons dû en retrancher une partie et établir un anus artificiel.

Quelques mois après notre opération, cette malheureuse est tombée entre les mains d'*empiriques guérisseurs de hernies*, qui, sous prétexte de tenter la guérison de son anus anormal, ont mis un point de suture sur l'orifice intestinal, ce qui a emporté la patiente en trois jours.

4° En 1854, j'ai opéré, avec le concours de M. Herbecq, médecin à Avesnes, Mme veuve Payen, de Rainsars (Nord), âgée de 69 ans. L'intestin était gangrené. Après avoir pratiqué le débridement, j'ai attiré en dehors de la plaie une grande partie d'intestin et d'épiploon qui paraissaient suspects; et, comme je souffrais beaucoup d'un chute de voiture, je fus quelque temps sans revoir notre opérée, dont M. Herbecq me donnait tous les jours des nouvelles les plus rassurantes. Mais, les matières stercorales s'écoulant constamment par l'anus anormal, la malade se désespérait, et je me hâtai de tenter la guérison radicale, dès que je pus me faire transporter à son lit.

Le quinzième jour après l'opération de herniotomie, j'ai avivé les deux bouts d'intestin divisés ; je les ai réunis par cinq points de suture, après les avoir adaptés méthodiquement, suivant le procédé qui m'a plusieurs fois réussi.

La réunion par première intention se fit presque dans toute la circonférence de l'intestin ; il ne resta qu'un petit orifice fistuleux que je parvins bientôt à oblitérer complétement.

Les selles ayant repris leur cours naturel, je

refoulai l'intestin dans le ventre, et la plaie se referma rapidement.

Mme Payen, malgré ses 80 ans, se porte aujourd'hui à merveille et ne se doute guère qu'il lui manque au moins 20 centimètres d'intestin.

5° En 1861, j'ai également opéré d'une hernie inguinale droite M. Prévost, chef du télégraphe des bains du Nord.

J'avais été appelé par le médecin de la localité, dès le premier jour de l'étranglement, et l'opération, pratiquée aussitôt, fut suivie du plus beau résultat.

6° A la même époque, j'opérais encore avec le même bonheur Mme Hannecart, de Haut-Lieu, près Avesnes, atteinte d'une hernie crurale étranglée.

7° En 1864, M. le Dr Bocquet et M. le Dr Laloue, médecins à Maubeuge, me firent appeler près de Mme Courtain, atteinte de hernie crurale se présentant dans des conditions anormales.

Cette dame, qui portait depuis plusieurs années des tumeurs ganglionnaires à l'aine, avait été prise tout à coup d'accidents graves que l'on avait pris d'abord pour une indigestion, mais que bientôt on dut attribuer à des symptômes d'étranglement intestinal.

L'opération fut des plus laborieuses ; je trouvai une petite anse intestinale enchâtonnée au milieu d'une tumeur ganglionnaire qui l'enveloppait complétement et que je dus disséquer avec le plus grand soin pour ne pas léser l'intestin. Le débridement fut également assez laborieux, mais les suites ne laissèrent rien à désirer, et Mme Courtain ne tarda pas à être complétement guérie.

8° En 1865, M. Herbecq me faisait appeler à Avesnes, près de Mme veuve Coment, atteinte de hernie crurale droite, étranglée depuis deux jours.

L'opération fut pratiquée aussitôt, et la guérison était également complète en trois semaines.

Cette dame, ainsi que la précédente, montrèrent beaucoup de courage et de résignation pendant tout le temps que dura l'opération, qui fut assez longue et laborieuse.

9° En 1867, 1868, j'ai encore opéré plusieurs personnes avec le même succès ; entre autres, M. Lhivert, propriétaire à Cartignies, et Mme Charlicart, fermière aux Ecassettes, près Avesnes ;

le premier, pour une hernie inguinale; la seconde, pour une hernie crurale.

La guérison radicale toujours en trois ou quatre semaines.

10° Enfin, le 30 décembre 1868, le Dr Lemaire, de Priches (Nord), me fit appeler près de Mme Vandois, atteinte depuis quatre ans d'accidents d'étranglement.

Cette dame était au plus mal : prostration extrême; figure livide, profondément altérée : hoquet constant; vomissements de matières stercorales; ventre tendu, ballonné; pouls petit et très-fréquent; tumeur diffuse à l'aine droite; sensation de crépitation dans toute la région inguinale, etc.

Malgré la gravité de la situation et l'état presque désespéré de la malade, nous avons tenté l'opération qui fut très-laborieuse, mais qui se termina régulièrement.

Comme l'intestin était livide et en partie gangrené, nous l'avons maintenu dans la plaie, et bien nous en prit, car il s'ouvrit le lendemain et donna issue aux matières stercorales.

Cette dame fut on ne peut plus mal pendant plusieurs semaines; mais, grâce aux soins dévoués et intelligents dont elle était entourée, elle finit par guérir, et les matières stercorales reprirent leur cours ordinaire.

Aujourd'hui, Mme Vandois se porte à merveille, malgré le bout d'intestin qui lui manque, et ne se doute guère du danger qu'elle a couru.

MALADIES DES YEUX.

Pendant le cours de notre carrière médicale, nous avons eu l'occasion de voir tant de maladies des yeux que nous ne pourrons rapporter ici que les faits les plus saillants et les observations les plus intéressantes.

Nous ferons seulement remarquer que, si l'organe de la vue a le fâcheux privilége d'être atteint d'affections aussi graves que multipliées, la science aujourd'hui a fait des prodiges et parvient presque toujours à déraciner le mal jusque dans ses plus profondes cavernes.

Je ne rapporterai pas les nombreuses opérations que nous avons pratiquées sur les yeux : kystes des paupières; tumeurs; carcinômes; fistules lacrymales; chémosis; ptérygions; entropions; ectropions, etc. Je ne signalerai ici que quelques opérations de cataracte et de restauration de paupières (blépharoplastie) dignes du plus grand intérêt.

Je ne m'appesantirai pas non plus sur l'extraction des corps étrangers qui se rencontrent si souvent dans les yeux, tantôt libres : mouchettes, grains de poussière, etc. ; tantôt enfoncés dans la cornée : petites pierres, épines, et le plus souvent de petites parcelles de métaux, comme il n'arrive que trop souvent aux ouvriers qui rebattent les meules de moulin. Au reste, l'opération est des plus simples, et, avec un peu d'adresse et d'habitude, on enlève le corps étranger avec une aiguille à cataracte, lorsqu'il est enchâssé; et une petite flèche de papier mouillé réussit à merveille lorsque le corps étranger n'est pas adhérent.

Lorsque ces corps étrangers ne sont pas enlevés à temps, ils peuvent produire les plus grands désordres, et nous avons vu des ophthalmies les plus graves n'avoir pas d'autres causes.

1° Mme Josse, de Fontenelle, près le Nouvion (Aisne), âgée de 55 ans, à la suite d'une bûchette qui avait séjourné plusieurs jours dans l'œil, fut prise d'une ophthalmie des plus graves qui a longtemps compromis ses jours. — Lorsque j'ai été appelé près d'elle, il y avait deux mois qu'elle était enfermée dans une chambre noire, et elle avait en vain suivi diverses médications des plus actives que lui avaient conseillées divers médecins.

Il était presque impossible d'examiner les yeux, tant ils étaient sensibles à la lumière, et le moindre bruit lui occasionnait une exacerbation des douleurs atroces qui lui torturaient la tête. Les pupilles étaient contractées irrégulièrement, et bien que le moindre rayon de lumière produisît une sensation des plus pénibles, Mme Josse ne distinguait rien et nous répétait sans cesse qu'elle était aveugle.

Les collyres d'atropine, les onctions d'onguent napolitain, d'extrait de belladone et surtout le séton à la nuque amenèrent bientôt une certaine amélioration et la confiance dont avait grand besoin notre pauvre malade qui voulait se laisser mourir de faim.

Aujourd'hui, Mme Josse est complétement guérie, et bien que les pupilles soient irrégulières elle voit parfaitement.

2° Louise Cervoise, âgée de 16 ans, couturière à Cartignies, à peine réglée depuis quelques mois et d'un tempérament lymphatique très-prononcé, s'étant trouvée dans un tourbillon de poussière, fut atteinte d'une ophthalmie scrofuleuse des plus graves. La sclérotique, couverte de lésions de toute nature ne permettait plus à cette malheureuse fille d'apercevoir aucun objet, c'est à peine si elle distinguait le jour de la nuit.

En quelques semaines de traitement elle fut assez heureuse pour recouvrer la vue au point de pouvoir aujourd'hui continuer l'exercice de sa profession.

RESTAURATION DE LA PAUPIÈRE SUPÉRIEURE.

Mme Levert-Normand, d'Etrœungt (Nord), qui portait à la paupière supérieure un petit kyste, alla trouver à Solre-le-Château un guérisseur de chancre qui lui mit un grain (pâte arsenicale du frère Côme). Quelques jours après, l'œil était fortement tuméfié et la paupière tombait en lambeaux, laissant les désordres les plus grands.

Un médecin essaya plusieurs fois de réunir les lambeaux de paupière avec des points de suture, comme dans l'opération du bec-de-lièvre; mais on manquait d'étoffe, et la réunion devenait de plus en plus impossible à chaque tentative, puisqu'il fallait chaque fois aviver les bords de la plaie.

Cette infirmité, non-seulement était hideuse, mais le globe de l'œil, constamment à découvert, commençait à s'altérer profondément. C'est alors que Mme Levert vint me trouver et que je procédai à la réparation de sa paupière.

Le résultat a été des plus satisfaisants. La paupière que j'ai restaurée avec les parties voisines ne laisse rien à désirer. Mme Levert jouit aujourd'hui de tous ses avantages et personne ne se douterait de l'accident qu'elle a éprouvé.

Cataracte.

J'ai opéré avec beaucoup de succès diverses personnes atteintes de cataractes. C'est presque toujours par abaissement que je procède, et après l'opération je couvre les yeux de linge imbibé d'eau fraîche. Au moindre accident inflammatoire j'oppose immédiatement les émissions sanguines et les antiphlogistiques, et je n'ai eu qu'à me féliciter de cette méthode.

1° M. Bucquoi, propriétaire à Boulogne, près Avesnes, âgé de 75 ans, était atteint de cataracte depuis plusieurs années. Il ne voyait plus assez pour se conduire et avait pris un tel dégoût pour la vie qu'il refusait souvent les aliments qu'on lui présentait et passait des semaines entières sans se lever.

Je l'ai opéré par abaissement, le 27 mai 1850. Le résultat fut des plus satisfaisants, et bientôt M. Bucquoi recouvra, en même temps que la vue, la santé et le bonheur. Il me serait impossible de peindre la joie de notre opéré lorsqu'il revit le coq du clocher de Boulogne ; cependant il ne se contenta pas d'avoir recouvré la vue d'un côté, je fus obligé d'obtempérer à ses désirs et d'opérer l'œil gauche quelques semaines après. Le résultat fut encore des plus satisfaisants, et ce bon vieillard ne manquait pas de faire sa partie de cartes et de lire son almanach toutes les fois qu'il en trouvait l'occasion, pendant les huit ou dix années qu'il a encore vécu.

2° Le 12 juin 1850, j'ai également opéré avec le même succès Jean Brihaye, de Glageon, qui était aveugle depuis sept ans.

3° Peu de temps après, j'ai encore opéré Mme Duchesnes, de Beaurepaire. Bien que notre opérée voie aujourd'hui, le résultat est moins satisfaisant que les deux dont je viens de parler. Il est survenu une cataracte secondaire qu'il serait facile d'enlever si notre malade le voulait; mais elle dit qu'elle y voit assez comme cela.

4° En 1851, j'ai opéré avec M. le Dr Bevierre, de Maroilles, M. Poly, aubergiste à Marbais (Nord). Bien que les yeux présentassent un commencement d'amorose, nous avons été assez heureux pour rendre la vue à M. Poly.

5° En 1863, j'ai opéré M. Nairince-Hédard, fermier à La Rouillie (Nord).

Des accidents inflammatoires s'étant manifestés, j'ai pratiqué, en quarante-huit heures, trois larges saignées qui ont enrayé les accidents et M. Nairince pouvait sortir un mois après l'opération.

Le résultat est des plus beaux. M. Nairince qui est cultivateur et marchand de porcs se livre aux travaux les plus fatigants; il sort en tous temps et brave impunément le soleil, le vent, la pluie et la poussière. Il voit admirablement des deux yeux et ne veut pas comprendre qu'il puisse jamais rien lui survenir.

6° En 1865, j'ai également opéré, par abaissement, Mme Grégoire Thomas, de Cartignies, âgée de 82 ans.

Malgré son grand âge, Mme Thomas a eu la consolation de recouvrer la vue et de pouvoir jouir quelques années encore de toutes ses facultés.

7° Enfin, au mois d'octobre 1868, j'ai opéré M. Valery Renotte, entrepreneur à Avesnes. D'un côté, j'ai procédé par abaissement, de l'autre, j'ai été obligé de pratiquer le broiement, la cataracte étant laiteuse.

Le résultat fut encore des plus satisfaisants. Seulement la vue n'est revenue du côté opéré par broiement qu'au bout de trois mois, tandis que du côté abaissé le résultat a été immédiat.

Aujourd'hui, M. Renotte voit également bien des deux yeux, ce qui encourage son frère, qui se dispose à venir me trouver pour lui pratiquer la même opération.

MALADIES DES VOIES URINAIRES.

Nous ne décrirons pas ici les diverses maladies des voies urinaires que nous avons traitées ; on comprend le motif qui nous empêche de publier nos observations. D'ailleurs, ce serait empiéter sur le traité des maladies des organes génito-urinaires auquel nous travaillons en ce moment.

Nous donnerons seulement quelques observations de rétrécissements de l'urèthre et de rétentions d'urine qui offrent le plus grand intérêt et qui prouvent les difficultés que l'on éprouve quelquefois à pénétrer dans la vessie.

Puissent ces exemples engager les personnes affectées de maladies des voies urinaires à se soigner à temps et ne pas compromettre leur vie et leur bonheur par leur insouciance et leur négligence.

1° RÉTRÉCISSEMENT DE L'URÈTHRE. — ABCÈS URINEUX. — FISTULES URINAIRES. — GUÉRISON.

En 1849, M. Edard, de la Rouillie, beau-père d'un de nos confrères, atteint de rétrécissement de l'urèthre et ne pouvant uriner que goutte à goutte, se rendit à Paris pour y réclamer les secours d'un spécialiste.

Toutes les tentatives pour franchir le rétrécissement ayant échoué, et les urines ne pouvant plus sortir, il y eut rupture du canal, abcès urineux et fistule urinaire. Le malade fut bientôt pris de fièvre intermittente et renvoyé dans sa famille.

Comme on ne pouvait pénétrer dans la vessie, à cause des fausses routes dont le canal était labouré, on vint me chercher. Après plusieurs tentatives et beaucoup de patience, je parvins à introduire une bougie capillaire que je remplaçais chaque jour par une plus forte, et, au bout de deux mois, M. Edard était guéri.

2° RÉTRÉCISSEMENT DE L'URÈTHRE. — CATARRHE VÉSICAL. — GUÉRISON.

En 1850, je fus appelé près de M. Legrand, instituteur à Cartignies, atteint d'une affection des voies urinaires des plus rebelles. M. le Dr Contesse, qui donnait ses soins à ce malade depuis plus d'un an, avait en vain essayé de pénétrer dans la vessie; ses tentatives étaient restées infructueuses, et le mal ne faisait que s'aggraver. Les urines, dont le calibre avait été progressivement en diminuant, ne sortaient plus que goutte à goutte, et le malade, qui ne s'était d'abord guère inquiété du petit écoulement qu'il croyait porter impunément depuis plusieurs années, commençait à comprendre toute la gravité de la situation.

J'ai été assez heureux pour guérir M. Legrand, en moins de six semaines, par un procédé analogue à celui que j'avais employé chez le malade précédent.

3° RÉTENTION D'URINE. — CATHÉTÉRISME DIFFICILE. — GUÉRISON.

En 1851, M. Balleux, propriétaire à Wignehies, atteint de rétention d'urine, était dans un état très-alarmant. Depuis deux jours, notre confrère M. Delahaye essayait en vain de le sonder. La vessie était énormément distendue et menaçait de se rompre. Ce pauvre malade souffrait comme un damné. Plus heureux que mon confrère, je suis arrivé d'emblée dans la vessie, et M. Balleux ne tarda pas à se rétablir.

4° RÉTENTION D'URINE. — FAUSSES ROUTES. — CATHÉTÉRISME DIFFICILE. — GUÉRISON.

A peu près à la même époque, mon confrère le Dr Duquenne, du Nouvion (Aisne), me faisait appeler au Reteau, chez le nommé Maréchal, atteint d'une affection des voies urinaires, et que l'on ne pouvait sonder.

Toutes les tentatives de cathétérisme n'avaient abouti qu'à faire souffrir le malade, produire des fausses routes et un écoulement de sang en rapport avec la gravité des lésions du canal de l'urèthre.

A l'aide d'une sonde métallique à forte courbure, je suis arrivé dans la vessie assez rapidement, sans occasionner la moindre douleur, et notre malade se trouva immédiatement soulagé.

Deux autres fois, M. Maréchal a encore été repris de rétention d'urine; c'est en vain que mes confrères tentèrent de pénétrer dans la vessie, la place paraissait imprenable, et j'avais seul le privilége d'y entrer.

5° CATARRHE VÉSICAL. — RÉTENTION D'URINE. — CATHÉTÉRISME DIFFICILE. — GUÉRISON.

En 1853, M. le Dr Bevierre, de Maroilles, éprouvant beaucoup de difficultés à pénétrer dans la vessie de M. Bachy, me fit appeler immédiatement. Le malade, que j'ai sondé *cito, tuto et juconde,* ne tarda pas à se rétablir.

6° TUMEUR DE LA PROSTATE. — DYSURIE. — CATHÉTÉRISME. — GUÉRISON.

En 1861, M. Hédon, adjoint au maire de La Rouillie, était atteint d'une affection de la prostate qui l'avait mis à deux doigts du tombeau. Les urines coulaient difficilement, et les tentatives que l'on avait faites pour le débarrasser n'avaient fait qu'aggraver son état.

Lorsque je fus appelé près de lui, il était

en proie à une fièvre hectique qui ne nous laissait pas sans inquiétude. Cependant, il supporta parfaitement nos opérations de cathétérisme et ne tarda pas à se rétablir entièrement.

7° CYSTITE RHUMATISMALE. — RÉTENTION D'URINE. — CATHÉTÉRISME TRÈS-DIFFICILE. GUÉRISON.

Au mois de juillet 1861, M. Bottiaux, ancien notaire et maire de Maubeuge, fut pris de rétention d'urine, ce qui, du reste, lui était déjà arrivé plusieurs fois, sous l'influence d'un refroidissement.

Comme M. Julien, son médecin, était absent, on alla chercher le médccin de l'hôpital militaire, qui essaya, mais en vain, de pénétrer dans la vessie. Un autre médecin ne fut pas plus heureux; et, quand le Dr Julien arriva, le malade, qui avait été débarrassé tant de fois par ce confrère, ne douta pas qu'il allait être bientôt soulagé. Mais son espoir fut déçu; la sonde s'égarait cette fois dans les fausses routes, et toutes les tentatives restèrent infructueuses.

C'est alors que l'on m'envoya chercher; mais la distance à parcourir d'Avesnes à Maubeuge étant assez longue, on craignait de voir succomber le malade avant mon arrivée. Heureusement, il était encore temps, et j'ai pu pénétrer dans la vessie à la première tentative, à la grande satisfaction de notre intéressant malade, qui m'a toujours témoigné depuis la plus vive reconnaissance.

8° TUMEUR DE LA PROSTATE. — RÉTENTION D'URINE. — CATHÉTÉRISME DIFFICILE. — FAUSSES ROUTES. — INFILTRATION URINEUSE. — ŒDÈME. — ANASARQUE. — GUÉRISON.

Au mois de janvier 1869, M. Godebille, maréchal à Sémeries, atteint d'une tumeur à la prostate, fut pris de rétention d'urine. Son médecin le sonda plusieurs fois; mais, le quatrième et le cinquième jour, la sonde n'amena que du sang, et les souffrances devinrent intolérables. Alors, on m'envoya chercher.

Le médecin me dit qu'il venait de le sonder et qu'il n'y avait pas d'urine dans la vessie. En effet, sa sonde pénétrait assez facilement jusqu'au bout et ne donnait que du sang en assez grande quantité.

Mais comme l'examen de la région hypogastrique me révélait une tumeur assez caractéristique, je voulus introduire la sonde moi-même dans la vessie, et je m'aperçus bientôt que mon confrère avait fait fausse route et qu'il ne pénétrait que dans une cavité artificielle, et nullement dans la vessie.

Avec un peu de patience et en guidant ma sonde à l'aide d'un doigt introduit dans le rectum, je suis arrivé dans la vessie, d'où il est sorti plus de deux litres d'urine.

M. Godebille se trouva immédiatement soulagé ; mais son état était peu rassurant; son corps ressemblait à un cadavre qui a séjourné plusieurs jours dans l'eau ; la figure était bouffie ; les membres inférieurs n'avaient plus de forme ; on eût dit des pieds d'éléphant. Le ventre, les cuisses étaient œdématiés d'une manière monstrueuse; en un mot, il y avait une véritable infiltration urineuse généralisée. Aussi, en vingt-quatre heures, il coula par la sonde que nous avons fixée dans le canal plus de deux seaux d'urine; le malade était obligé d'ouvrir le robinet toutes les heures.

En quelques jours, l'infiltration avait presque complétement disparu, excepté dans le dos, où l'on remarquait une vaste tumeur, molle, fluctuante et mal circonscrite. Une large incision pratiquée vers la partie déclive laissa couler deux ou trois litres de sérosité limpide, ayant la consistance, la couleur et l'odeur de l'urine.

Les poumons, qui étaient infiltrés comme les autres parties du corps, se débarrassèrent ; la respiration se fit de mieux en mieux, et M. Godebille, qui paraissait ne plus avoir en perspective que quelques heures d'agonie, est aujourd'hui complétement guéri et se promène bien gaillardement, malgré ses 80 ans.

Il est bon de faire observer que cette résurrection n'eut pas lieu sans peine. Tous les organes étaient détraqués, et c'est seulement après deux mois de soins assidus que nous eûmes la satisfaction de voir notre malade sur pieds. Ce n'est qu'au bout de ce temps que les urines reprirent leurs cours naturel et que l'on put affranchir M. Godebille de l'usage de sa sonde, ce qui me causa autant de plaisir qu'à lui, car j'étais obligé de lui introduire la sonde moi-même, toutes les tentatives faites par mes confrères ayant échoué.

OPÉRATION DE PHIMOSIS.

Au mois de janvier 1850, je fus appelé chez M. André Prissette, à Cartignies, pour un jeune homme de 20 ans, atteint de rétention d'urine. Je constatai en avant du gland une énorme poche remplie d'urine et formée par le prépuce dont l'ouverture était assez étroite pour empêcher l'urine de sortir.

Je pratiquai l'opération du phimosis d'après le procédé à lambeaux et le malade fut promptement guéri.

Depuis j'ai eu occasion de pratiquer souvent cette opération pour diverses causes, j'ai toujours employé le même procédé qui m'a toujours parfaitement réussi.

HYDROCÈLE.

Cette affection qui est très-fréquente est souvent confondue avec les hernies scrotales. Il m'est arrivé bien souvent de rencontrer des personnes auxquelles on faisait porter un bandage herniaire et qui avaient tout simplement une hydrocèle dont je les débarrassais immédiatement. Je viens encore de rencontrer dernièrement dans la même famille deux personnes armées de bandages et qui n'en avaient pas besoin, l'une était atteinte d'hydrocèle et l'autre de varicocèle.

Dans ces deux cas, non-seulement le bandage était inutile, mais il aggravait les accidents qu'éprouvaient les personnes qui les portaient, en comprimant les vaisseaux du cordon testiculaire.

Il est fâcheux de voir appliquer des bandages avec autant de légèreté, et c'est être bien peu soucieux de sa vie et de sa santé que de s'en rapporter aveuglément à un marchand de bandages.

1° En 1851, un vieillard de la Rouillie, M. Fourdrain, vint me consulter pour une *cassure* (hernie). Je reconuus une hydrocèle; je l'opérai et la guérison marcha rapidement.

2° A peu près à la même époque, j'ai pratiqué la même opération à M. Dubray, d'Etrœungt.

A la suite d'une chute qu'il avait faite sur les parties, le testicule gauche devint douloureux et ne tarda pas à acquérir le volume du poing.

La guérison fut également obtenue en moins de quinze jours.

3° En 1852, M. le curé de Rocquignies (Aisne), me fit prier de vouloir bien voir un indigent de sa paroisse, M. Dupont, traité en vain depuis un an par plusieurs médecins et que l'on disait atteint de hernie compliquée.

Je constatai une grande quantité de sérosité dans la tunique vaginale, constatation assez difficile du reste, car les tissus étaient indurés et d'une opacité complète.

D'un coup de trocart j'évacuai le liquide, et l'injection vineuse, saturée d'alun, amena promptement la guérison.

4° J'ai opéré de la même manière et avec le même succès M. Noyon, receveur à l'octroi d'Avesnes, atteint d'une hydrocèle double que l'on avait également prise pour une hernie.

5° M. Mayr, sous-inspecteur des contributions indirectes.

6° M. Canquelain, anc. recev. d'enregistrement.

7° M. Bottiaux, propriétaire à Marbais.

8° M. Lacroix, père du banquier du Nouvion.

9° Lamour, portefaix à Avesnes.

10° Mary, étalonnier à Etrœungt.

11° M. Huile, serrurier.

12° M. Pilloy, maire d'Oisy.

Et divers autres.

Dans toutes ces opérations d'hydrocèle j'ai toujours employé l'injection vineuse tiède et saturée d'alun. Je me proposais d'avoir recours à l'injection iodée pour les cas où j'aurais échoué; mais je n'en ai pas eu l'occasion, n'ayant pas encore eu d'insuccès.

MALADIES DE MATRICE

Ainsi que je l'ai déjà dit, je passerai légèrement sur les affections génito-urinaires, me réservant de traiter spécialement ce sujet dans un autre ouvrage. Je passerai donc sous silence les diverses maladies de l'utérus : engorgements, végétations, déplacements, ramollissements, ulcérations, ulcères, inflammations, catarrhes, etc., dont nous ne pourrions enregistrer les belles guérisons.

Cependant nous croirions manquer à notre devoir si nous n'appelions pas l'attention d'une manière toute particulière sur la nécessité de soigner de bonne heure les diverses affections de matrice. Que de larmes et de regrets les dames s'épargneraient, si elles étaient assez raisonnables pour ne pas attendre que le mal ait exercé des ravages souvent irréparables avant de réclamer les soins dont elles ont si souvent besoin !

Les affections de la matrice quand elles durent depuis un certain temps amènent des désordres tels que tout l'organisme s'en ressent, et qu'il n'est permis à personne de les méconnaître ; mais il n'en est pas de même au début, elles ne s'annoncent le plus souvent que par quelques flueurs blanches, des tiraillement d'estomac, diverses sensations dans les reins, le bas-ventre ; de la fatigue ; certaines altérations dans les traits, etc.

Il n'est pas nécessaire que ces symptômes soient réunis pour reconnaître une affection de matrice ; il en est qui sont pour ainsi dire pathognomoniques, ainsi les flueurs blanches sont presque toujours l'indice d'une affections des organes génitaux, le plus souvent de l'utérus, et il m'est arrivé bien souvent de diagnostiquer une affection de matrice à l'altération des traits, ou bien encore à la démarche plus ou moins embarrassée.

On ne peut se faire une idée de la fréquence des affections de matrice ; il est peu de dames et même de jeunes filles qui ne soient affectées d'une manière plus ou moins sérieuse, et qui ne finissent par éprouver les accidents les plus graves, si elles ne sont pas soignées convenablement. Aussi devrait-on toujours réclamer une visite toutes les fois qu'il y a écoulement anormal, soit en blanc, soit en rouge, ou bien des tiraillements d'estomac, des douleurs de reins, des pesanteurs dans le bas-ventre, les cuisses, etc., ou bien encore fatigue anormale, altération des traits, vapeur ou sensation de strangulation passagère. Qu'un sentiment de pudeur mal entendu ne fasse pas perdre un temps précieux ; une petite ulcération, un peu d'engorgement ou une inflammation légère ne sont rien à guérir au début, plus tard elles peuvent être la cause des plus grands malheurs.

C'est par milliers qu'il faudrait compter les personnes auxquelles nous avons rendu la santé et le bonheur en les débarrassant d'affections de l'utérus qui empoisonnaient leur existence et auraient fini par les conduire au tombeau en altérant profondément leur organisation.

Un voile impénétrable devant abriter la pudeur de nos clientes, on comprend que nous ne citions aucune observation. Nous rapporterons seulement quelques opérations de polypes utérins qui sont de première importance.

POLYPES UTÉRINS.

1. En 1849, Mlle Rousseau (Mélanie), débitante de tabac à Féron, me fit appeler. Elle était au lit depuis plusieurs mois, épuisée par des hémorrhagies et des pertes utérines abondantes. Il s'écoulait tous les jours par les parties génitales plus d'un litre de sérosité roussâtre, purulente et d'une odeur nauséabonde. Les extrémités inférieures étaient infiltrées, la face bouffie, le pouls misérable, le tube digestif dans le plus fâcheux état, en un mot elle était aux portes du tombeau.

Je reconnus une tumeur fibreuse énorme, implantée profondément dans la matrice et occupant tout le vagin. Cette tumeur était ulcérée et présentait un commencement de dégénérescence encéphaloïde.

J'enlevai ce corps, après avoir posé une ligature sur le pédicule pour prévenir l'hémorrhagie.

Mlle Mélanie ne tarda pas à se rétablir et vint plusieurs fois chez moi voir son polype qui pesait 375 grammes.

2. Quelques semaines après, j'ai opéré, avec le

concours de M. Petit-Jean, une dame de Bergues, Mme Laurent-Beaubouchér. Cette dame était à peu près dans le même état que la précédente; elle avait été traitée pendant plusieurs années par divers médecins.

L'opération fut excessivement difficile; la tumeur était très grosse; j'ai eu beaucoup de peine à la faire sortir par les parties génitales. Elle avait le volume de la tête d'un enfant.

Un an après, Mme Laurent accouchait d'un gros garçon, et aujourd'hui elle jouit de la santé la plus parfaite.

3. Au mois de mai 1850, M. le doyen d'Avesnes, ayant entendu parler de l'opération que j'avais pratiquée à Mlle Mélanie, de Féron, me fit prier de vouloir bien voir Mme Ve Dettinger que M. Dupont, médecin du bureau de bienfaisance, voulait envoyer à Paris pour subir l'opération.

Je m'en suis chargé, aidé de M. Herbecq et du médecin du régiment. La malade débarrassée de son polype a parfaitement guéri. Elle est morte un an après d'une attaque de choléra.

4. En 1850, M. Catillon, médecin à Ohies, et M. Brouet, médecin à Hirson, me firent appeler pour enlever un polype à Mme Longfils des

Muthernes. L'opération eut encore un plein succès.

5° Déjà, en 1847, j'avais enlevé, avec M. Contesse, un polype utérin à Mme Prissette, de Cartignies. Cette dame jouit également de la plus belle santé.

6° En 1853, M. Carnoye, médecin à Dompierre, me faisait appeler près de sa belle-sœur, Mme Pranger, femme du maire du Grand-Fay, qui, depuis plusieurs années, avait des hémorrhagies et des écoulements très-abondants qui l'avaient complétement épuisée.

Je reconnus une tumeur fibreuse de l'utérus, et nous l'opérâmes immédiatement. Cette tumeur ressemblait en tous points à un cœur de bœuf et pesait près de 500 grammes.

Mme Pranger ne tarda pas à recouvrer une santé des plus florissantes, et ne s'est plus jamais ressentie de cette affection.

7° En 1868, M. Herbecq me fit appeler près de Mme Mercier, au château de Coutant, près Avesnes, épuisée par des hémorrhagies symptomatiques d'un polype utérin.

La tumeur était très-volumineuse et le pédicule mal circonscrit. Je l'ai entourée d'un fil métallique, et, à l'aide de l'écraseur linéaire de Chassaignac, j'en ai eu facilement justice.

Mme Mercier ne tarda pas à recouvrer ses forces et sa santé.

8° En 1863, M. le Dr Cathelotte me manda près de Mme Corbeau, de Wargnies, qu'une sage-femme essayait en vain d'accoucher depuis plusieurs jours. Je reconnus bientôt que cette dame n'était pas enceinte, quoique au premier abord elle en eût toutes les apparences. Elle était depuis trois ou quatre jours en proie à des douleurs d'expulsion, comme pour un accouchement; on sentait dans le bassin une tumeur semblable à la tête d'un enfant, et le ventre simulait une grossesse à terme.

Croyant avoir affaire à une tumeur fibreuse, je la saisis entre les deux branches d'un forceps et l'amenai au dehors; mais je reconnus bientôt que c'était l'utérus renversé et complétement désorganisé. Je l'entourai d'un fil métallique, et, à l'aide de l'écraseur linéaire, je le retranchai presque en totalité.

Les suites de l'opération furent aussi bénignes que possible, et Mme Corbeau se rétablit.

9° En 1864, nous avons encore débarrassé Mme Warrins, femme du directeur du télégraphe de Lille, qui était atteinte d'hémorrhagies abondantes, occasionnées par un polype utérin.

10° A peu près à la même époque, nous avions opéré, avec M. le Dr Bevierre, de Marailles, la femme de notre confrère Lecohier, de Priches, qui, comme la précédente, ne tarda pas à être guérie.

FISTULE A L'ANUS.

1° En 1851, M. Martho, marchand à Avesnes, atteint depuis longtemps d'une fistule à l'anus pour laquelle il avait déjà subi divers traitements, me fit appeler. Je proposai l'opération, qui fut accueillie et subie avec beaucoup de courage et de résignation.

La guérison se fit promptement, et aujourd'hui M. Martho a recouvré ses forces et sa santé.

2° En 1862, j'ai également opéré M. Fery, débitant au Réteau. Comme chez le malade précédent, j'ai introduit tous les jours une forte mèche, après avoir incisé le trajet fistuleux, et en moins de quinze jours la guérison était complète.

3° En 1865, M. le colonel L. V., commandant

la place de Mézière, atteint de fistule a l'anus, vint réclamer mes soins.

Je l'ai opéré de la même manière, et la guérison était parfaite en moins de quinze jours.

4° En 1867, un de nos jeunes confrères du département de l'Aisne, M. Dupuis, médecin à Mondrepuis, près Hirson, tourmenté par une fistule à l'anus que ses courses à cheval et en voiture ne faisaient qu'aggraver, me pria de le débarrasser de cet ennemi incommode et dangereux.

L'opération, pratiquée avec le concours de notre confrère M. Deltour, médecin à Trélon, fut très-laborieuse; la fistule remontait très-haut dans l'intestin, et je dus inciser une couche très-profonde du tissu cellulaire. Les pansements furent faits avec beaucoup de soin par M. Deltour, et M. Dupuis, complétement guéri, vint bientôt me chercher pour opérer un de ses clients atteint de la même maladie;

5° M. Duvivier, fabricant de paniers à Neuve-Maison (Aisne). Les trajets fistuleux étaient très-nombreux et s'ouvraient à diverses hauteurs dans l'intestin, après avoir sillonné en tous sens es fesses et la région anale.

Nous avons largement incisé tous les conduits

fistuleux et modifié les fongosités avec un caustique au chlorure de zinc.

En trois ou quatre semaines, M. Duvivier était complétement guéri.

6° J'ai encore opéré avec le même succès : M. Pranger, maire d'Avesnelles ;

7° M. Vassalot, cafetier à Avesnes ;

8° M. Ribonnet, négociant à Avesnes ;

9° M. Louvet, marchand de fromages à Etrœungt ;

10° M. Berlemont, maître de carrières à Godin ; et divers autres.

FISSURE A L'ANUS.

1° Au mois de janvier 1850, je fus appelé près de M. Isidore Prissette, entrepreneur de routes à Cartignies. Je trouvai le malade en proie à des douleurs atroces, douleurs qui avaient leur siége dans le fondement et qui mettaient le malade dans un état de surexcitation impossible à décrire. Chaque fois qu'il voulait aller à la selle, il souffrait comme si on lui passait un fer rouge. Il y avait quinze jours que le Dr Contesse, son médecin, employait en vain divers traitements; le mal ne faisait que croître et embellir.

J'ai pratiqué l'incision du sphincter de l'anus, et en quelques jours M. Prissette était radicalement guéri.

2° Depuis, j'ai opéré avec le même succès M. Wattiaux, meunier à Boulogne, près Avesnes (Nord), et plusieurs autres personnes pour lesquelles on avait en vain employé d'autres procédés.

ABCÈS PAR CONGESTION.

En 1868, Mme Dupont, de Guersignies, me demanda près de son fils, sorti du collége de Douai avec un abcès par congestion sous le sein droit.

J'ouvris la collection purulente avec le caustique de Vienne; mais, au bout de quinze jours, voyant que le foyer ne diminuait pas, j'ouvris largement le trajet fistuleux et je constatai que la suppuration venait d'une carie de la cinquième côte. Je fis tous les jours des injections avec la solution rubéfiante d'iode, en même temps que je soumettais le malade à un régime tonique et reconstituant. Bientôt la suppuration se tarit, et M. Dupont recouvra ses forces et sa santé.

Cette observation est intéressante à tous les points de vue; car le pus, ne pouvant se faire jour à travers l'aponévrose pectorale, avait pénétré dans la poitrine, sous la plèvre, et déternait une toux et de la dyspnée qui n'étaient rien moins que rassurantes. Heureusement, l'opération est venue à temps empêcher le pus de se loger dans les poumons, et arracher ce jeune homme à des accidents qui auraient pu lui coûter la vie.

Aujourd'hui, M. Dupont est radicalement guéri.

TUMEUR SANGUINE.

En 1853, Mlle Cabaret, fille du receveur des finances d'Avesnes, tomba sur les marches de la sous-préfecture. Bien qu'elle eût éprouvé une vive douleur dans toute la cuisse au moment de la chute, Mlle Cabaret put encore retourner chez elle à pied; mais, le lendemain, la partie était fortement tuméfiée et les douleurs devenaient de plus en plus intolérables.

Deux de nos confrères ayant employé pendant huit jours divers moyens pour amener la résolution de la tumeur, qui était énorme et ressemblait, comme le disait Mme Cabaret, à un foie de veau, et n'ayant obtenu aucune amélioration, on me fit demander.

Je pratiquai dans la tumeur une large incision, par laquelle je fis sortir le volume de deux poings de sang coagulé, comme de la gelée de groseille, et je tamponnai le foyer avec des boulettes de charpie. Les bourgeons charnus ne tardèrent pas à se développer, et cette énorme plaie était complétement guérie en trois ou quatre semaines.

CHARBON. — PUSTULE MALIGNE. — ANTHRAX.

1° En 1849, Bourdou-Bosseau, d'Etrœungt, ayant dépouillé une génisse qui avait succombé à une affection charbonneuse, éprouva, au bout de vingt-quatre heures, une légère démangeaison sur le dos de la main. Bientôt l'épiderme se souleva, forma une petite vésicule de la grosseur d'un grain de millet. La démangeaison continuant à se faire sentir, le malade déchira la vésicule. Au bout de deux ou trois jours, la petite plaie avait l'aspect d'un petit clou (furoncle) et s'accompagnait d'un sentiment de chaleur et de cuisson. Bientôt le tubercule devient brun, dur et insensible, tandis que les parties environnantes s'engorgent, se gonflent et forment une auréole inflammatoire très-prononcée. Enfin, le quatrième jour, le gonflement de la main ayant gagné tout le bras, et le malade se sentant défaillir, on vint me chercher.

Reconnaissant l'existence de la pustule maligne parvenue à la dernière période, je crus que le meilleur parti pour sauver les jours de ce malheureux était de détruire le principe septique avec les tissus mêmes qui le renferment, et d'exciter autour d'eux la réaction salutaire qui est la condition essentielle de la guérison.

Après avoir incisé profondément l'eschare, nous avons porté au fond de la plaie un fer rouge que nous avons longtemps promené dans l'incision ; et, comme le gonflement était considérable et les symptômes généraux alarmants, nous avons circonscrit l'eschare par une double incision circulaire faite sur la peau vive, et cautérisé ensuite jusqu'au fond cette plaie saignante. Nous avons, en outre, pratiqué au milieu des parties tuméfiées quelques incisions qui ont été également cautérisées.

Cet homme a guéri, grâce à un traitement qui au premier abord paraît effrayant et barbare, mais sans lequel notre malade aurait certainement succombé.

2° En 1850, M. Ducarne (Gustave), du Haut-Lieu, près Avesnes, ayant sur la main une petite pustule qui le brûlait comme un charbon, vint me consulter. Je reconnus une pustule maligne parfaitement bien caractérisée. Comme le mal était encore à sa première période, le caustique de Vienne suffit pour débarrasser M. Ducarne de ce mortel ennemi.

3° En 1850, M. Garot, d'Etrœungt, ayant abattu un bœuf malade, eut au bras tous les symptômes de la pustule maligne. Le mal ayant atteint la troisième période, je fus également obligé d'avoir recours à la cautérisation et aux incisions. La guérison eut encore lieu en moins de quinze jours.

4° Enfin le même mal fut encore combattu avantageusement chez plusieurs autres personnes, en 1851 et 1852 : Mme Lahanier, de Warpont ; Mme Huriaux, de la Rouge-Croix, etc.

5° Depuis, nous avons encore été appelé bien

souvent pour ces cruelles maladies, et nous avons été assez heureux pour sauver :

1° M. Passage, loueur de voitures, à Avesnes (anthrax);

2° M. Pecqueriaux, filateur, à Etrœungt (anthrax);

3° M. Lucas, bottier, à Avesnes (charbon);

4° M. Lequime, huissier, à Avesnes (charbon);

5° Mme Dubois, brasseur, à Maubeuge (charbon.)

Cette dame avait été piquée à la lèvre par une mouche. Bientôt une petite pustule se formait, pustule accompagnée de gonflement et de démangeaison ; et, vingt-quatre heures après, la lèvre, la figure, le cou gonflèrent à vue d'œil. MM. les Drs Bocquet et Laloue, justement effrayés d'une marche si rapide, conseillèrent les moyens les plus énergiques et me firent chercher. Nous avons été assez heureux pour éteindre le mal avec un caustique à l'acide sulfurique.

D'abord, la perte de substance paraissait énorme ; mais aujourd'hui, c'est à peine si on s'aperçoit de la mutilation qu'a éprouvée Mme Dubois.

TÉTANOS TRAUMATIQUE.

En juin 1868, le nommé Pierrot, cordonnier à Floyon, tomba du haut d'une voiture de foin sur le pavé. Il se fit quelques égratignures et des petites plaies à la figure auxquelles on ajouta d'abord peu d'importance. Mais, le cinquième jour, des accidents tétaniques se manifestèrent et M. le Dr Porez, médecin au Nouvion (Aisne), employa pendant deux jours les médications les plus rationnelles et les plus variées. Le mal s'aggravant d'une manière inquiétante, on alla chercher le curé pour lui administrer les derniers sacrements, puis on me fit demander, sur la recommandation de ce digne pasteur dont j'avais déjà soigné plusieurs protégés.

Lorsque j'arrivai près de M. Pierrot, il était dans le plus fâcheux état : tout le corps était raide comme une planche, la tête était renver sée en arrière et les mâchoires étaient serrée l'une contre l'autre comme un étau. C'est en vain que mon confrère avait essayé d'ouvrir la bouche avec un baillon; ses efforts étaient restés infructueux ; plusieurs dents avaient même été cassées, et c'est par leur brèche que l'on introduisait dans la gorge les boissons avec une sonde en gomme.

En présence d'accidents si pressants, j'ai immédiatement pratiqué un large séton derrière le cou; je l'ai laissé saigner abondamment pendant deux heures ; puis je l'ai pansé avec une mèche recouverte d'extrait de belladone et d'opium.

J'ai fait donner toutes les deux heures un lavement antispasmodique, et appliquer huit sangsues aux chevilles.

Le lendemain, il y avait un peu d'amélioration moins de rigidité, et les mâchoires étaient serrées moins convulsivement. Je fis continuer le même pansement, les lavements, et j'administrai un gramme de calomel que l'on introduisit avec beaucoup de peine.

L'amélioration continua sans entrave, et, douze jours après, Pierrot était guéri.

Obstruction intestinale.

ABCÈS DE LA FOSSE ILIAQUE. — GUÉRISON.

M. Georges, âgé de 50 ans, juge de paix à Avesnes (Nord) fut atteint, au mois de juillet 1864 d'une obstruction intestinale.

C'est en vain que l'on avait essayé tous les

purgatifs, des symptômes d'étranglement interne se manifestèrent avec une violente intensité; et, pour ne pas voir succomber le malade, il fallut avoir recours à des moyens plus efficaces.

Ayant constaté que l'obstacle siégeait vers le cæcum qui paraissait bourré de matières stercorales endurcies qui bouchaient hermétiquement l'orifice iléo-cæcal, il n'y avait plus rien à espérer des évacuants qui ne pouvaient franchir l'iléon et rendaient la position de M. Georges de plus en plus pénible et dangereuse.

Nous avons alors tourné la difficulté et attaqué le mal par en bas. D'abord la curette, la sonde, les pinces et les lavements multipliés débarrassèrent peu à peu la partie inférieure de l'intestin. Bientôt une sonde œsophagienne put franchir le côlon et nous permit de porter les lavements jusque sur la partie malade, et, à force d'injections, de frictions, de massages combinés de manière à faire glisser les matières dans le tube intestinal, nous sommes arrivé à enlever l'obstacle, et aussitôt une véritable débâcle vint rendre la joie et la confiance à toute la famille.

Mais on ne tarda pas à s'apercevoir que la région cæcale était tuméfiée et qu'un phlegmon de la fosse iliaque venait singulièrement compliquer l'état de notre malade.

Les applications de sangsues, les cataplasmes, les onctions d'onguent napolitain, etc., n'ayant pu en amener la résolution, nous avons eu recours aux caustiques pour limiter le mal, établir des adhérences entre l'intestin et la paroi abdominale et favoriser la sortie du pus.

Quelques jours après, le foyer se vida dans l'intestin sans aucun accident; au moment où nous nous disposions à l'évacuer par une nouvelle application de caustique, il s'écoula en quelques jours une grande quantité de pus mélangé dans les selles; la tumenr s'affaissa; l'état général du malade s'améliora rapidement et il ne tarda pas à recouvrer la vigueur et la santé qu'il avait avant son accident.

Cependant la région cæcale restait encore engorgée; le passage des matières stercorales se faisait difficilement à travers le point rétréci, et de temps en temps des accidents produits par l'agglomération des matières alimentaires dans la partie inférieure de l'intestin grêle nous forcent de recourir aux laxatifs qui toujours nous ont fait justice des douleurs et du ballonnement abdominal.

Pour achever la guérison de notre intéressant malade, il nous restait une double indication à remplir : favoriser le passage des matières stercorales à travers le passage retréci du cæcum et rétablir le calibre de l'intestin, en favorisant la résolution de ses parois engorgées. C'est ce qui a été fait pendant plusieurs mois avec toute la docilité et l'intelligence possibles par notre malade, et une saison aux eaux de Niederbron a complété cette cure intéressante à tous les points de vue.

Aujourd'hui M. Georges se porte parfaitement il a repris ses fonctions de juge de paix et se livre sans inconvénient à tous les travaux d'arboriculture dont il est très-friand.

2° Parmi les personnes qui ont éprouvé des accidents comme M. Georges, je pourrais citer Mme Cuisset, de Cartignies, Mme Philippe, peintre à Avesnes, et M. Paul, fermier à la Folie.

Je ne ferai que signaler ces observations en tous points identiques et ayant eu le même résultat final.

3° En 1868, Mme Navet, propriétaire à Cartignies, fut atteinte de fièvre typhoïde grave qui fut combattue par les évacuants et les toniques analeptiques.

Vers le cinquième septénaire, un phlegmon de la fosse iliaque droite se déclara. Je fis immédiatement appliquer du caustique de Vienne sur la tumeur, et à la chute de l'eschare je plongeai le bistouri dans le foyer purulent. Il s'écoula une grande quantité de pus fétide et gangréneux pendant huit ou dix jours, et des injections de teinture d'iode tarirent insensiblement ce foyer purulent.

ACCOUCHEMENTS LABORIEUX

Nous n'avons pas l'intention de rappeler ici tous les accouchements difficiles que nous avons été appelé à terminer; nous signalerons seulement les plus remarquables. On verra que nous nous sommes trouvé souvent dans des positions bien pénibles. Mais nous avons eu la chance d'en sortir toujours avec le plus grand bonheur et un entier succès.

1° ACCOUCHEMENT LABORIEUX. — IMPLANTATION DU PLACENTA DANS LE COL. — HÉMORRHAGIE INQUIÉTANTE. — TERMINAISON HEUREUSE PAR LA VERSION. — GUÉRISON.

En 1860, Mme Horgnies, de Pont-sur-Sambre, eut une grossesse régulière. Tout paraissant aller bien, on envoya chercher une sage-femme, aux premières douleurs de l'accouchement. Mais bientôt une hémorrhagie abondante s'étant déclarée, on manda les docteurs Cathelotte et Masso qui s'empressèrent de pratiquer le tamponnement à l'aide de boulettes d'étoupe pour empêcher la patiente de succomber immédiatement; puis, à la demande de mes confrères, on vint me chercher.

Quand j'arrivai près de Mme Horgnies, elle était d'une pâleur extrême, en proie à des syncopes continuelles et entourée des soins empressés de mes confrères; un prêtre attendait dans la pièce voisine avec toute la famille qui était consternée.

Après avoir donné un peu de vin chaud à la patiente, je préparai un seau d'eau froide et un verre d'eau avec du seigle ergoté pour en faire usage au besoin.

Je fis placer la malade au bord du lit et disposai mes aides de chaque côté. Alors j'enlevai un à un les tampons, ce qui fut très-difficile, attendu que dans la précipitation on avait négligé de les attacher et d'en faire un chapelet. Dès que le dernier tampon fut enlevé, j'introduisis subitement la main dans le col de l'utérus, afin de m'opposer à l'écoulement du sang, et je pus constater alors que le placenta était inséré directement sur le col.

En quelques secondes ,je décollai le placenta et comme il me gênait pour faire la version, je commençai par l'extraire rapidement, et aussitôt l'enfant saisi par les pieds vint à son tour faire tampon et empêcha toute hémorrhagie.

Lorsque la moitié du corps eut franchi l'orifice vulvaire, je le laissai en place quelques minutes pour laisser à l'utérus le temps de se contracter sous l'influence du seigle ergoté que je fis donner alors, et je terminai l'accouchement en ayant soin de comprimer l'aorte et le fond de l'utérus à mesure que l'enfant sortait.

Je fis continuer la compression de l'utérus quelques minutes après que l'accouchement fut terminé et lotionner les parties et la vulve avec de l'eau fraîche.

Puis Mme Horgnies, bien que d'une faiblesse extrême et en proie à tous les symptômes de l'anémie, put prendre quelques cuillers de vin et de bouillon. On la coucha dans un lit bien bassiné, la tête basse pour éviter les bourdonnements d'oreilles et les syncopes qui reparaissaient dès qu'elle voulait se soulever.

Tout alla à merveille comme s'il s'était agi de l'accouchement le plus naturel, et le quinzième jour Mme Horgnies reprenait ses occupations.

2° ACCOUCHEMENT LABORIEUX. — PRÉSENTATJON DE LA FACE. — APPLICATION DU FORCEPS. — GUÉRISON.

En 1865, le Dr Porez, médecin au Nouvion (Aisne), qui était depuis deux jours près de Mme Cartignies à Equeheries, et qui avait en vain essayé plusieurs applications de forceps, m'envoya chercher pour délivrer cette pauvre patiente dont les forces s'épuisaient et qui lu donnait beaucoup d'inquiétude.

Quand j'arrivai près de la patiente, elle était dans une prostration extrême; le travail était complétement arrêté depuis cinq ou six heures, et mon confrère n'avait plus fait aucune tentative en m'attendant.

Je constatai que nous avions affaire à une présentation par la face et que la tête était comme enchevillée au détroit supérieur. Je fis mettre Mme Cartignies sur le bord du lit et je procédai aussitôt à l'application du forceps. La première branche alla se placer naturellement, mais la seconde offrit plus de résistance. Cependant, avec un peu de patience, je parvins à les placer latéralement toutes les deux, puis, après les avoir articulées, je pratiquai quelques tractions modérées, exécutant en même temps des mouvements latéraux. Quand je m'aperçus que la résistance cédait, j'employai plus de force et bientôt l'engagement se fit franchement.

Je dégageai alors mon instrument pour laisser reposer la patiente, puis je le réappliquai un peu plus haut. Alors la tête s'engagea presque spontanément dans le bassin, et le reste se fit sans nouvelle difficulté.

L'enfant était mort depuis plusieurs heures; mais la mère avait été débarrassée en moins d'une demi-heure et ne tarda pas à se rétablir.

3° J'ai encore été obligé d'appliquer les forceps ou le léniceps chez plusieurs autres dames pour des présentations diverses de la face, toujours avec le même succès, entre autres chez :

MM.

Braché, capitaine, en garnison, à Avesnes;
Florimond-Monnier, négociant, à Avesnes;
Mercier, fermier, à Rainsars;
Fostier-Leclercq, propriétaire, à Etrœungt;
Hulin-Vitrand, propriétaire, à Cartignies;
Scalabrino, débitant, à Sains-du Nord;
Coupin-Dupont, filateur, à Sains-du-Nord;
Pecqueriaux-Fostier, à Sains-du-Nord;
Marchant, notaire, à Avesnes.

4° ACCOUCHEMENT LABORIEUX. — GROSSESSE DOUBLE. — APPLICATION DE LÉNICEPS. — GUÉRISON.

En 1868, mon confrère, M. Herbecq, me fit demander près de Mme Derenne-Gaux, à Saint-Hilaire (Nord), dont l'accouchement ne marchait pas bien, et qui avait eu déjà des couches laborieuses. Le travail durait plusieurs jours, et, malgré toute l'habileté et la longue pratique de l'accoucheur, il n'avait pu parvenir à introduire son forceps. Il plaçait bien une branche, mais il était obligé de la retirer pour introduire l'autre, et réciproquement.

Je constatai la présence de la tête de l'enfant au détroit supérieur, en présentation pariétale; j'appliquai aussitôt le léniceps et je réduisis en présentation occipitale; puis je retirai l'instrument, et je remis de nouveau mes branches plus franchement, et je terminai l'accouchement, non sans peine, car Mme Derenne a le bassin resserré et défectueux. Cependant, en moins de trois quarts d'heure, l'enfant était confié à mon confrère qui s'occupait de sa toilette pendant que je croyais procéder à la délivrance de la mère; mais je m'aperçus bientôt que la besogne n'était qu'à moitié faite, et que notre nouveau débarqué avait un compagnon de route. Nous avons laissé reposer la mère un instant, puis j'amenai le second garçon comme le premier, et je confiai le soin de la délivrance à mon confrère, ayant un rendez-vous qui m'appelait ailleurs.

Mme Derenne fut rétablie assez promptement; mais j'ai appris avec peine qu'elle avait eu la douleur de perdre ses deux enfants quelques semaines après, ce qui l'avait vivement affectée, car elle désirait en avoir et n'osait plus s'y exposer, à cause des difficultés que ses accouchements avaient toujours présentés.

2° A peu près à la même époque, j'ai encore été appelé à Etrœungt, chez M. Anciaux-Leclercq, pour un cas identique.

A l'aide du léniceps j'ai amené un gros garçon. Puis nous avons recouché la mère, espérant que le second ne tarderait pas à faire son apparition; mais, au bout de deux heures, voyant qu'il y mettait également de la mauvaise volonté, nous l'avons hissé de la même manière.

La mère s'est promptement rétablie, et ses deux gros garçons se portent on ne peut mieux.

5° RIGIDITÉ DU COL.—INCISION AVEC LE BISTOURI. GUÉRISON.

En 1860, je fus appelé à Flaumont-Waudrechies (Nord), pour Mme la comtesse de Saint-Genois dont l'accouchement ne marchait pas, bien qu'elle éprouvât des douleurs atroces.

Je constatai que le col, au lieu de se dilater, se contractait et se resserrait convulsivement pendant les douleurs. J'essayai de vaincre la résistance à l'aide de la belladone et d'une saignée, comme cela m'était souvent arrivé; mais, voyant que rien ne faisait, je pratiquai de chaque côté du col une petite incision à l'aide d'un bistouri boutonné. Aussitôt l'engagement se fit et l'accouchement se terminait on ne peut plus heureusement.

Délivrance artificielle.

ENCHATONNEMENT DU PLACENTA. — RUPTURE DU CORDON. — DÉLIVRANCE ARTIFICIELLE. — GUÉRISON.

En 1854, MM. Fievet et Petitjean, médecins à la Capelle (Aisne), furent mandés par une sage-femme pour délivrer Mme Fontaine-Moraine, dont le placenta était enchâtonné et offrait une résistance inquiétante.

On essaya à plusieurs reprises d'extraire le délivre, mais le cordon s'étant rompu, on m'envoya chercher.

Mes confrères m'apprirent que Mme Fontaine-Moraine était accouchée depuis deux jours, que l'accouchement n'avait rien offert de particulier, mais que le placenta n'avait pu être extrait, que le cordon s'était rompu dans les efforts que l'on avait faits à diverses reprises ; que, du reste, la nouvelle accouchée ne souffrait nullement; qu'elle partageait avec toute sa famille une sécurité trompeuse dont ils ne voulaient pas assumer plus longtemps la responsabilité, et qu'ils m'avaient fait appeler d'office pour délivrer cette malheureuse et la soustraire aux chances d'une résorption purulente dont ils ne prévoyaient que trop l'issue funeste.

Je constatai que l'orifice du col de la matrice était complétement refermé, et il me fut impossible d'introduire même un doigt dans la cavité utérine. Je fis donner un petit lavement avec quinze gouttes de laudanum de Sydenham, des injections de Morelle un peu chaudes pratiquées directement vers le col utérin; puis je finis par introduire d'abord un, puis deux doigts que j'avais eu soin de graisser avec une pommade belladonée. Je sentis le placenta qui était adhérent et complétement soudé à la matrice. Peu à peu, je parvins à introduire une partie de la main, et avec beaucoup de patience et de ménagements, je finis par énucléer entièrement le délivre avec les ongles, en ayant bien soin d'agir toujours sur le placenta, en m'éloignant autant que possible du tissu utérin.

Le reste de l'opération se fit aisément; seulement, comme l'orifice utérin était trop étroit pour faire sortir le placenta à la main, j'ai dû m'aider d'une pince à faux germe, et tout fut bientôt terminé.

Mme Fontaine-Moraine n'éprouva aucun accident et fut promptement rétablie.

Depuis j'ai encore été appelé pour délivrer dans les mêmes conditions :

Mesdames

Bevierre-Méis, propriétaire, à Femies (Aisne);

Pranger-Richer, prop., à Grand-Fay (Nord);

Genestin, négociante, à Avesnes (Nord);

Poulet, débitante, à Avesnes (Nord).

Chez ces dames, comme chez Mme Fontaine Moraine, le délivre était également enchâtonné et le cordon avait été rompu dans les efforts de traction qui avaient été faits avant mon arrivée. J'ai employé le même procédé, et l'issue a été également des plus heureuses.

Suites de couches.

1° ACCOUCHEMENT LABORIEUX. — PÉRITONITE PUERPÉRALE. — ANGINE COUENNEUSE. — PHLEGMON DE LA FOSSE ILIAQUE. — PNEUMONIE DOUBLE. — GUÉRISON.

A la fin de février 1866, je fus appelé près de Mme Tordeux, filateur à Avesnelles, qui était depuis la veille en proie aux douleurs d'enfantement, et près de laquelle se trouvait Mme Lebeau qui l'accouchait pour la quatrième fois. L'accouchement alla assez bien; mais une hémorrhagie, survenue à la suite de la délivrance, me força d'introduire la main dans l'utérus pour la débarrasser des énormes caillots de sang qui s'y étaient amassés.

Le lendemain, la nouvelle accouchée allait assez bien. Mais le jour suivant elle fut prise de frissons, nausées, vomissements, douleurs abdominales très-vives, suppression des lochies, céphalalgie très-intense, pouls très-fréquent, etc.

Les accidents furent aussitôt combattus par des applications de sangsues, des onctions d'onguent napolitain et de belladone, des fomentations émollientes (le ventre était si sensible qu'il n'y avait pas moyen de penser aux cataplasmes); des sinapismes aux extrémités, des injections antiseptiques et des lavements émollients complétèrent le traitement.

Le cinquième jour, les accidents de métro-péritonite s'étaient sensiblement amendés; le ventre était moins sensible; le pouls moins fréquent; les lochies avaient reparu, lorsque Mme Tordeux fut prise tout à coup d'un violent mal de gorge qui vint singulièrement aggraver son état; c'était le début d'une angine couenneuse qui sévissait alors avec intensité dans les environs, et qui faisait beaucoup de victimes.

Nous avons employé immédiatement les cautérisations avec l'acide chlorhydrique, les onctions d'onguent napolitain et la gargarisme au chlorate de potasse.

Le mal de gorge céda assez vite, mais le ventre s'embarrassa de nouveau, et bientôt nous nous trouvâmes en présence d'un phlegmon de la fosse iliaque droite. Les fondants et les résolutifs furent employés avec persévérance; mais la suppuration d'une partie de la tumeur devenant inévitable, nous avons cru devoir penser à diriger la marche du pus et favoriser sa sortie au dehors par des applications successives de caustique, afin d'empêcher un épanchement intérieur qui aurait pu avoir les conséquences les plus graves.

Le succès couronna nos efforts ; la collection purulente se vida entièrement par les canaux que nous lui avions préparés, et Mme Tordeux semblait hors de tout danger lorsqu'elle éprouva subitement un frisson, en la transportant dans une autre chambre.

Le lendemain matin, lorsque je fus mandé près de Mme Tordeux, elle était au plus mal : la respiration était embarrassée; le pouls misérable ; dyspnée; point de côté ; matité à la base des deux poumons; râle crépitant; crachats rouillés; tout indiquait une pneumonie double, contre laquelle l'état de débilité de notre malade nous laissait presque désarmé.

Cependant le kermès minéral, les infusions

béchiques; puis bientôt, les toniques, les amers, les vésicatoires et les sinapismes, triomphèrent encore une fois de cette terrible maladie, et Mme Tordeux ressuscita enfin, après trois mois de péripéties sans égales.

2° VASTE ABCÈS DE LA FOSSE ILIAQUE. — OUVERTURE. — GUÉRISON.

En 1853, je fus appelé à Priches par mon confrère M. Lecohier, pour opérer Mme Carion qui à la suite d'un accouchement assez laborieux avait éprouvé des symptômes de métro-péritonite terminés par un abcès de la fosse iliaque du côté droit.

Je plongeai mon bistouri au milieu de la collection purulente, un peu au-dessus du pubis, et il s'écoula au moins deux ou trois litres de pus.

Peu à peu la suppuration devint moins abondante et quelques injections iodées achevèrent la guérison en quelques semaines.

3° En 1861. Mme Lhomme de Linière, près Laudrecies, éprouva les mêmes accidents du côté gauche et fut également guérie comme la précédente par les même moyens.

4° En 1863, Mme Soyez, de Glageons (Nord), présenta le même cas, dans les mêmes conditions, mais des deux côtés ; elle guérit de la même manière et par le même traitement.

5° FIÈVRE PUERPÉRALE. — PROFONDE ADYNAMIE. — RÉTENTION D'URINE. — GUÉRISON.

En juin 1867, Mme Monfroid du défriché (Nouvion), dont la grossesse n'avait rien offert de particulier, accoucha dans de bonnes conditions. Mais, le cinquième jour, elle fut prise d'un frisson avec suppression de lochies et de la sécrétion laiteuse ; céphalalgie intense, bientôt suivie de développement du pouls, douleurs abdominales, nausées et tous les symptômes de fièvre puerpérale avec adynamie et prostration profonde.

On employa d'abord la limonade purgative, les cataplasmes, les sangsues aux aines et une potion calmante. Mais les accidents devenant inquiétants, on me fit appeler.

Je trouvai la malade dans un état de prostration extrême ; le pouls petit et très-fréquent ; la face profondément altérée ; le ventre tendu, météorisé et très-sensible, surtout vers la région hypogastrique, où il y avait une matité assez étendue ; des rêvasseries, du délire, etc. La malade disait qu'elle se sentait mourir et faisait ses adieux à sa famille.

Je pratiquai le catéthérisme de la vessie et en tirai un litre d'urine ; la malade se trouva immédiatement soulagée; je lui fis prendre une cuillerée de vin chaud et un peu de bouillon ; je fis appliquer des cataplasmes sinapisés aux jambes, des onctions d'onguent napolitain avec extrait de belladone sur le ventre; cinquante centigrammes de calomel à l'intérieur et des vésicatoires aux cuisses.

Le lendemain l'état de Mme Monfroy s'était sensiblement amélioré; le ventre était moins douloureux, moins ballonné; le pouls moins fréquent; le délire avait fait place à un calme et une lucidité complète, mais les urines n'avaient pas repris leurs cours ; on fut obligé de pratiquer le catéthérisme pendant quatre ou cinq jours, et la malade ne tarda pas à être complétement rétablie.

6° Je pourrais encore citer ici l'observation de Mme Baudoin-Menet, la voisine de Mme Monfroy, que j'ai soignée à la même époque, avec le même médecin, le docteur Porez, du Nouvion; mais ce serait ne plus en finir; je dirai seulement que j'ai conseillé à peu près le même traitement et que la guérison, quoique un peu plus longue, n'en a pas été moins durable.

7° Enfin je ne ferai qu'indiquer comme ayant échappé aux accidents de suites de couches des plus graves (métro-péritonite ou fièvre puerpérale):

Mesdames,

Marchant, notaire à Avesnes,
Passage, loueur de voitures à Avesnes,
Neuillés, bijoutier à Avesnes,
Chambon, ébéniste à Avesnes,
Farce, marchand de nouveautés à Avesnes,
Cuisset, carossier à Cartignies,
Warnier-Pinchart, propriétaire à Cartignies,
Langle, gendarme au Nouvion,
Denis, (Barthélemy), propriétaire à Grand-Fay,
Godebille-Normand, propriétaire à Etrœungt,
Fostier-Leclercq, propriétaire à Etrœungt,
Moreau, propriétaire à Papleu,
Oublion-Wattiaux, meunier à Boulogne,
Wattiaux-Botcher, banlieue d'Avesnes,
Fossé-Pierant, filateur à Sains du Nord,
Pecqueriaux-Fostier, filateur à Sains du Nord.

Chez toutes ces dames, nous avons fait sur le ventre des onctions d'onguent napolitain et d'extrait de belladone, nous avons appliqué des vésicatoires ou des sinapismes aux cuisses, et nous avons fait usage de calomel ; puis nous avons eu recours aux préparations de quinquina, et nos efforts ont toujours été couronnés de succès.

CANCER — SQUIRRHE — ULCÈRE

Nous ne parlerons pas ici des tumeurs cancéreuses que nous avons enlevées sur diverses parties du corps : aux lèvres, à la joue, à la mâchoire, au cou, aux paupières, etc., le nombre en est trop considérable et nous ne pourrions enregistrer dans ce court espace toutes les guérisons que nous avons obtenues.

Nous dirons seulement que notre traitement n'est pas exclusif; nous employons tantôt le bistouri, tantôt l'écraseur linéaire, tantôt les caustiques et les fondants unis aux dépuratifs ; et nous avons eu bien souvent la satisfaction de rendre le repos et le bonheur à bien des personnes qui s'étaient laissé prendre aux piéges de charlatans qui ne rougissent pas d'annoncer publiquement la guérison *sans opération* de toutes les affections cancéreuses, tandis qu'ils ne font que les martyriser avec des caustiques aussi impuissants que dangereux.

GOUTTE SCIATIQUE ET NÉVRALGIE.

Les névralgies et les gouttes sciatiques qui ne font que trop souvent le désespoir des médecins et des malades ne sont pas aussi incurables qu'on le pense généralement. Si les vésicatoires, les révulsifs et les narcotiques ont si souvent échoué, c'est que le remède n'était pas appliqué assez près du mal et qu'il ne l'atteignait pas jusque dans ses racines, faute de moyens suffisants pour y parvenir. Aujourd'hui, grâce à la seringue de Pravaz, j'ai vu guérir comme par enchantement les gouttes sciatiques et les névralgies les plus tenaces.

Il m'a souvent suffi de quelques injections sous-cutanées de sulfate d'atropine pour obtenir des résultats surprenants.

Parmi les personnes qui ont été presque instantanément guéries, je puis citer :

MM.

Villame, propriétaire à Rainsars,

Ohry, ancien bijoutier à Avesnes,

V. Aubry, fils du représentant du Nord,

Dupont, propriétaire à Étrœungt,

Pecqueriaux, filateur à Etrœungt,

Mademoiselle Goblé, à Semeries.

ULCÈRES AUX JAMBES.

J'ai toujours guéri assez rapidement ces ulcères et surtout les ulcères variqueux, au moyens de quelques pansements avec les bandelettes de diachylon, concurremment avec un traitement dépuratif.

Je pourrais citer comme exemples : 1° M. Lahanier, propriétaire à Warpont, qui avait depuis vingt ans des ulcères aux deux jambes et qui fut guéri en cinq semaines ;

Mesdames,

2° Hosselet-Carlier, de Warpont ;

3° Bertrand-Hanon, d'Etrœungt ;

4° Scalabrino, de Sains du Nord ;

5° Marche, de Floyon (hautes Zones).

FRACTURES ET LUXATIONS

Comme il est facile de le comprendre, le nombre de fractures et de luxations que j'ai été appelé à traiter est prodigieux. Pour s'en faire une idée, il faut que l'on sache que, pendant près de vingt ans, le monopole des grandes opérations, dans un rayon assez étendu du nord de la France, m'était presque exclusivement réservé et que les confrères qui m'environnaient étaient assez bienveillants pour ne pas hésiter à me confier leurs malades toutes les fois qu'ils croyaient mon intervention nécessaire.

Dans tous les cas de fracture, j'ai pour principe de n'employer jamais ni la force, ni la violence, mais au contraire la patience et la douceur. Je pratique la réduction avec beaucoup de ménagement et autant que possible sans faire souffrir le patient, puis je maintiens avec les appareils les plus simples possible, en laissant à découvert les parties lésées pour y faire des lotions froides et résolutives, et en ayant bien soin de ne pas trop comprimer. C'est seulement au bout de quelques jours, lorsque les accidents inflammatoires ont disparu, que je m'applique à avoir une coaptation plus précise et que je demande plus de solidité à l'appareil. Au bout de douze ou quinze jours, lorsque le gonflement a complétement disparu, j'applique un appareil inamovible, et je commence à permettre au patient de changer de position. Mais il faut être circonspect et enlever l'appareil à la moindre douleur; le blessé doit guérir, je dirai presque sans souffrance; faute d'en agir ainsi, on s'expose non-seulement à torturer le patient, mais on compromet son membre et ses jours. J'ai vu un homme de 40 ans (garde forestier à la Groise), à qui on avait mis un appareil inamovible trop serré, être pris de gangrène et succomber le cinquième jour. L'accident ne serait pas arrivé si le médecin avait enlevé l'appareil dès que le blessé lui a dit qu'il souffrait; mais on ne tint pas compte de ses justes réclamations, et, lorsque l'on visita l'appareil, il était trop tard, la gangrène avait exercé ses ravages.

Il faut donc que le membre ne soit pas trop

serré et qu'il soit visité à la moindre douleur. Mais il faut qu'il soit suffisamment maintenu pour éviter les mouvements qui ébranleraient et empêcheraient la consolidation de la fracture, ou bien encore pourraient laisser chevaucher les fragments et amener une consolidation vicieuse, comme cela n'arrive que trop souvent dans les fractures obliques ou en bec de flûte de la jambe, comme j'en ai vu un triste exemple à Landrecies (Nord) en 1852; voici le cas :

FRACTURE OBLIQUE DES DEUX OS DE LA JAMBE.— RACCOURCISSEMENT CONSIDÉRABLE.—CONSOLIDATION INCOMPLÈTE.—FRACTURE ARTIFICIELLE DU CAL APRÈS QUATRE MOIS. — GUÉRISON.

M. Volpelière, banquier, à Landrecies, âgé de 30 ans, d'une bonne constitution, fit une chute de voiture et se cassa les deux os de la jambe. Son médecin pratiqua aussitôt la réduction et appliqua un appareil de Desault. Mais les os, étant fracturés très-obliquement, chevauchèrent peu à peu les uns sur les autres et la consolidation ne se fit pas.

Quatre mois après l'accident, MM. les Drs Pétel (du Cateau), Azambre (de Castillon), Quenot, Robert et Gingibre (de Landrecies), qui avaient été appelés en consultation, ayant constaté l'énorme raccourcissement du membre et son peu de solidité, m'envoyèrent chercher pour briser le cal vicieux et tâcher d'obtenir une consolidation qui permît à M. Volpelière de se servir de son membre.

Les deux os de la jambe avaient été fracturés très-obliquement, et le chevauchement des fragments était tellement considérable que nous avons trouvé un raccourcissement de 7 centimètres; aussi le cal était vicieux et n'avait point assez de solidité pour permettre au blessé de jamais se servir de ce membre.

Après avoir chloroformé le patient, nous avons dû fracturer le cal et détruire les adhérences fibreuses nouvellement formées; puis, à l'aide d'une extension très-vigoureuse et de manœuvres de coaptation bien combinées, nous avons pu ramener les surfaces fracturées en contact. On comprend bien que les manœuvres furent difficiles, et que c'est avec beaucoup de peine que nous avons combattu, à l'aide d'un appareil à extension continue, l'action des muscles rétractés depuis quatre mois et demi.

Après vingt et un jours, nous avons remplacé l'appareil à extension par un bandage dextriné et trois semaines après, la consolidation était parfaite.

M. Volpelière marche maintenant sans boiter; la différence de longueur des deux jambes est presque insensible. C'est certainement là un cas très curieux et qui offre un intérêt scientifique immense.

Parmi les personnes atteintes de fractures des deux os de la jambe que j'ai soignées par les procédés que j'ai précédemment indiqués, et qui ont guéri sans accidents ni claudication, je puis citer :

1° Mme la vicomtesse Oscar Van-Lempoel, de Neuve Maison (Aisne);

2° M. Ravaux, médecin, à Plomion (Aisne);

3° M. Poulet, entrepreneur, à Avesnes (Nord);

4° M. Maton, cafetier, à Avesnes (Nord);

5° M. Dubois, boulanger, à Avesnes (Nord);

6° M. Brogné, sous-officier, à Avesnes (Nord);

7° M. Monfroy, maire de Sains-du Nord);

8° M. Coupin-Dupont, filateur, à Sains-du-Nord;

9° M. Denis, ouvrier, à Sains-du-Nord;

10° M. Buccois-Bailleux, cultivateur, à Boulogne, près Avesnes;

11° M. Navarre, marchand de fromages, à Boulogne;

12° Mme Huriaux-Wattiaux, à Boulogne;

13° M. Roseleur, cultivateur, à Boulogne;

14° M. Duvivier, brasseur, à la Rouillie;

15° M. Godebille (Adonis), cultivateur, à Rainsars

16° M. Godebille fils, (Id.);

17° Mme Landouzy-Mimi (Id.);

18° Mme Marche, débitante, à Floyon;

19° M. Autier, cultivateur, à la Raspine;

20° M. Bruno, débitant, à Etrœungt;

21° M. Lienard, cultivateur, à Avesnelles;

22° M. Mozin, cultivateur, à Saint-Hilaire;

23° Le fils de M. Dubois, brasseur, à Maubeuge;

24° M. Comont, négociant, à Saint-Quentin.

FRACTURES DE CUISSE, DE BRAS, DE CLAVICULE, DE CÔTES, ETC.

Les fractures de cuisse, de bras, de clavicule, de côtes, etc., que j'ai rencontrées, sont en proportion des fractures de jambes dont je viens de parler. Je ne m'y arrêterai pas. Je dirai seulement que le diagnostic des fractures est plus obscur que l'on ne croit généralement, et que bien des médecins s'y trompent quelquefois.

En 1854, le tribunal d'Avesnes et, plus tard, la cour de Douai, me chargeaient de visiter un blessé que des médecins déclaraient atteint de fracture de cubitus, tandis que d'autres prétendaient qu'il n'avait qu'une simple contusion.

Cet homme avait reçu un coup de bâton sur le bras; le médecin, appelé immédiatement, déclara qu'il y avait fracture du cubitus. Deux autres médecins, chargés de faire une contre-visite, le huitième jour, déclarèrent qu'il n'y avait pas de fracture. En présence de cette divergence d'opinion, le tribunal désira avoir mon avis, et je fus chargé de visiter le blessé, cinq semaines après l'accident.

Je constatai que le radius était rapproché du cubitus, que les mouvements de pronation et de supination étaient incomplets, et que le cubitus présentait vers son tiers inférieur un renflement circulaire, ou virole osseuse, qui ne pouvait être qu'un cal ou consolidation de fracture plus ou moins ancienne.

Je pouvais donc conclure qu'il y avait eu fracture du cubitus; mais, comme on aurait pu prétendre que cette fracture était ancienne et antérieure à l'accident, je demandai au blessé l'autorisation de lui recasser le bras, opération qui, du reste, ne pouvait que tourner à son bénéfice, puisque la consolidation était vicieuse. Quelques légers mouvements suffirent pour détruire les adhérences et le cal qui n'offraient encore que peu de consistance. Alors il me fut facile de convaincre le tribunal qu'il y avait eu fracture du cubitus, ainsi que le prouvait suffisamment le gonflement circulaire, ou cal osseux, et de plus que cette fracture ne datait que de quelques semaines, vu son peu de consolidation.

Comme la cour ne pouvait comprendre la divergence d'opinion des médecins, je lui expliquai que ceux qui avaient vu le blessé le jour de l'accident avaient pu facilement constater la mobilité et la crépitation, mais que le gonflement inflammatoire survenu, les jours suivants, avait dû rendre l'examen plus obscur en masquant complétement ces signes pathognomoniques.

Au reste, après avoir brisé le cal de nouvelle formation, je mis un appareil ordinaire avec compresses graduées, pour éviter le rapprochement du radius et du cubitus, et au bout de quelques semaines, la guérison était parfaite.

En 1852, j'avais déjà été délégué par le tribunal d'Avesnes pour un cas de fracture de la clavicule, méconnu par plusieurs médecins.

LUXATIONS.

Ce que j'ai dit des fractures peut s'appliquer aux luxations ; ce n'est pas de force dont le chirurgien doit faire preuve, mais d'adresse. Que de luxation d'épaules, de bras, de poignet et même de cuisse, nous avons réduites sans efforts, alors que l'on avait vainement employé les moyens les plus violents.

En 1855, un employé des postes d'Avesnes se luxe le bras en tombant. Les médecins appelés avaient inutilement employé plusieurs aides pour tenter la réduction ; leurs efforts étaient restés impuissants. J'endormis le patient à l'aide du chloroforme et le bras céda comme par enchantement.

En 1864, L. Detrez, propriétaire, à Rocquignies (Aisne), eut une luxation de la cuisse (coxo-fémorale) produite par écrasement d'une roue de voiture. On le transporta dans un cabaret voisin, et M. le Dr Contesse essaya à plusieurs reprises d'opérer la réduction, aidé par une douzaine de personnes qui pratiquaient avec vigueur l'extension et la contre-extension.

Le lendemain, j'obtenais avec le concours d'un seul aide la réduction que les plus grands efforts n'avaient pu amener.

Dernièrement, au faubourg Saint-Antoine, j'ai pu encore réduire avec un aide une luxation coxo-fémorale sus-pubienne, luxation méconnue d'abord par un confrère et prise pour une fracture du col du fémur. Le pied était tourné en dehors; il y avait un raccourcissement de 3 à 4 centimètres, et la tête du fémur formait une tumeur à la région inguinale. Au reste, la réduction a été des plus faciles, et cette dame marchait moins de trois semaines après son accident.

FIN

TABLE DES MATIÈRES

FIN DE LA TABLE DES MATIÈRES.

A. Parent, imprimeur de la Faculté de Médecine, rue M.-le-Prince, 31.

OUVRAGES ET PUBLICATIONS

Du docteur Trifet

1° **Du Café**, de ses effets sur l'homme, à l'état de santé et à l'état de maladie; Paris, 1846, in-8.

2° **Traité pratique des Maladies blennorrhagiques**: Paris, 1846, in-12.

3° **De la Fistule vésico-vaginale**, (Considérations sur les Fistules vésico-utérines et urétéro-utérines; Paris, 1845, in-4.

4° **De l'Hydrothérapie** (Revue médicale); Paris 1844, in-8.

5° **Fissure à l'Anus** (Gazette des Hôpitaux); Paris, 1844.

6° **Luxations de l'Épaule** (Gazette des Hôpitaux); Paris, 1844.

7° **Amaurose** (Gazette des Hôpitaux); Paris, 1844.

8° **Apoplexie cérébrale** (Gazette des Hôpitaux); Paris, 1844.

9° **Plaies de Tête** (Gazette des Hôpitaux); Paris, 1844.

10° **Muguet chez les Vieillards** (Gazette des Hôpitaux); Paris, 1843.

11° **De l'infibulation** (Archives de Médecine); Paris, 1845, in-8.

12° **Cancer de la Verge** (Gazette des Hôpitaux); Paris, 1841

13° **Observations diverses**, insérées dans les Annales de Thérapeutique et de Toxicologie; Paris, 1844.

14° **Principales opérations** pratiquées dans le nord de la France; Paris, 1870, in-12.

SOUS PRESSE :

Maladies de Matrice et des **Voies urinaires.**

Paris. A. Parent, imprimeur de la Faculté de Médecine, rue Mr-le-Prince, 3

www.ingramcontent.com/pod-product-compliance
Ingram Content Group UK Ltd.
Pitfield, Milton Keynes, MK11 3LW, UK
UKHW051021210726
13857UKWH00007B/1077